インプラント歯科学における
即時機能と審美

Immediate Function & Esthetics
in Implant Dentistry

編集
Peter K Moy
Patrick Palacci
Ingvar Ericsson

監訳
菅井敏郎

クインテッセンス出版株式会社　2009

Tokyo, Berlin, Chicago, London, Paris, Barcelona, Istanbul, Milano, São Paulo, Moscow, Prague, Warsaw, New Delhi, Beijing, and Bukarest

All tradenames and registered trademarks, including Brånemark System. NobelGuide, Procera, Tooth-in-an-Hour and TiUnite belong to the registered owners.

Copyright © 2008
by Quintessence Publishing Co. Ltd.

This work is copyright protected. Any utilization beyond the narrow limits of copyright law is prohibited and unlawful, unless authorized by the publisher. This applies particularly to reproduction, translation, microfilming and storage and processing on electronic devices.

序文

さまざまな技術革新、なかでもコンピュータテクノロジーの目覚ましい発展により、医学や歯学の分野においても革新的でかつ魅力的な機器の利用が可能となってきた。

現代の放射線医学領域においては、CTや画像処理にこれらの技術を応用し、診断時にまったく新しい方法で患者情報を得ることが可能になった。そして、さらなる技術革新により、一層安価で身近なものとして、臨床医と患者がその恩恵にあずかるようになってきている。

ガイディッドサージェリーは、このような技術革新によってわれわれに身近になったものの一つである。しかし、いかに優れた新しい技術であろうとも、十分にその取り扱いに習熟したうえで使用なければならない。テクノロジーとはいくら進化して身近になろうとも、あくまで手段の一つでしかないのである。

本書は、ノーベルガイド（NobelGuide™）の使用法をさまざまな臨床状況から解説するとともに、この新しい技術を通じ、広く長きに渡って最良の医療を患者に提供できることを切に願うものである。

Matts Andersson, DDS PhD
Chief Scientist, Nobel Biocare AB
Gothenburg

緒言

　長年の研究や臨床治験に基づいたオッセオインテグレーションのコンセプトと原理が、1982年のトロント会議において、Brånemark教授により初めて北米に紹介された。当時のプロトコールでは、インプラント埋入後の治癒期間として3〜6ヵ月間は荷重をかけないことが推奨されていた。このプロトコールは、当時使用されていた機械研磨表面のインプラントでの臨床経験から得られたものである。その後、他の臨床施設からも、高い臨床成績が多く報告された。とりわけ無歯顎症例においては、Brånemark教授の推奨する遅延荷重のプロトコールに基づき、非常に予知性の高い補綴修復処置が行われるようになった。さらに、プロトコールの忠実な厳守により、部分欠損症例においても高い臨床成績が随時報告されていった。

　より短期間で確実なインプラント治療の実現に対する患者の要望や期待から、臨床医たちは新しい治療方法を模索していった。幸いなことに、科学技術の進歩と理解が、このような要求に直面していた臨床医に多くの方法論をもたらした。インプラント表面性状やスレッドのパターン、そしてインプラント形状の改良によって、当初のプロトコールにおける荷重のコンセプトは徐々に早期荷重へと移行していった。早期荷重は、これまで推奨されていた3〜6ヵ月の治癒期間よりも早期にインプラントに荷重をかける方法で、即時荷重は埋入後48時間以内に荷重をかける方法とされている。早期荷重および即時荷重の概念の導入は、従来のプロトコールと患者管理の変更を求めることとなった。患者にとって最適な治療法を確立するためには、顕著な進歩を果たしたテクノロジーや治療技術を最大限に活用しなければならない。コンピュータソフトによって、正確な診断と治療計画を立案し、CAD/CAMから得られるサージカルテンプレートや補綴物を用いて最小限の侵襲で外科処置と補綴治療を行うことも、包含される手法の一つである。

　本書では、ノーベルガイド（NobelGuide™）のコンセプトを紹介するとともに、即時荷重、即時機能を求める患者に対し、完成度の高い実践的なアプローチを提示する。必要な診査事項や手順、CT撮影のためのラジオグラフィックガイド製作の詳細な記述を通し、コンピュータを利用した診断過程を理解することができる。そして、硬・軟組織の形態や解剖学的構造を踏まえたうえで、補綴計画に基づいた理想的な上部構造とインプラントの位置設定を独自のコンピュータソフトで行うことにより、治療計画を立案することが可能となるであろう。治療計画の段階で正確なインプラント埋入位置を設定することで、高い精度で製作されたサージカルテンプレートを利用し、歯肉剥離をせず低侵襲な外科処置が可能となる。事前にインプラントの位置を把握できるので、補綴専門医は手術前に理想的な上部構造を製作可能となり、インプラント埋入直後に機能を営む補綴物が装着される。

　このような新しいコンセプトとプロトコールにより、実践的で予知性の高い即時機能を患者に提供することが可能となるであろう。

編者略歴

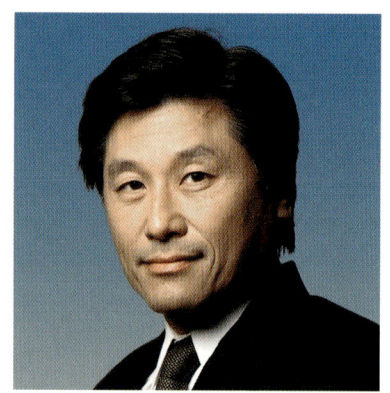

Peter K Moy

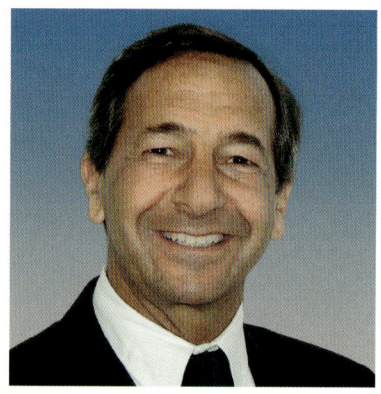

Patrick Palacci

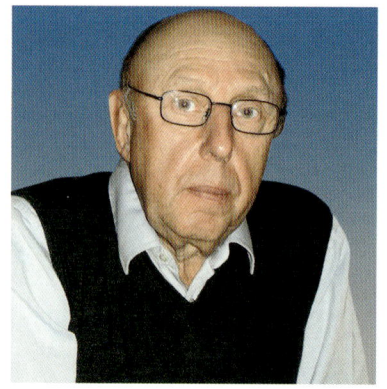

Ingvar Ericsson

Peter K Moy, DMD

　Dr. Moyはピッツバーグ大学歯学部を卒業後、ハワイ州ホノルルのクイーンズメディカルセンターでのGPR（General Practice Residency）課程を経て、1982年にUCLAにおいて口腔顎顔面外科学の専門課程を修了した。現在、UCLA口腔顎顔面外科学講座教授、ならびにUCLAインプラント歯科学（ストローマン・サージカル・デンタルセンター、ノーベル・バイオケア外科フェロープログラム）のディレクターを兼任している。また、ピエール・フォーシャル・アカデミーのフェロー、アカデミーオブオッセオインテグレーションの副会長を務めると同時に、International Journal of Oral and Maxillofacial Implantsの副編集長、Journal of Oral and Maxillofacial Surgery、Clinical Implant Dentistry & Related Research and Oral Surgery、Oral Medicine、Oral Pathology、Oral Radiology and Endodontologyの編集委員である。Dr. Moyは、カリフォルニア州ブレントウッドにて自身のクリニックを開設し、運営している（West Coast Oral & Maxillofacial Surgery Center）。

11980 San Vincente Blvd #503
Los Angeles CA 90049
USA
Tel：001 310 820 6691
e-mail：drmoy@titaniumimplant.com

Patrick Palacci, DDS

　Dr. Palacciはフランスのマルセイユ大学歯学部卒業後、客員教授として在籍していたマサチューセッツ州ボストン大学にて歯周病治療の専門課程を修了した。彼はマルセイユのブローネマルクオッセオインテグレーションセンターを運営し、おもに審美的なインプラント治療に従事している。歯間乳頭形成術を含むソフトティッシュマネージメントなど、オッセオインテグレーテッドインプラント治療の繊細な部分に関するテクニックを提唱している。また、Dr. Palacciは多くの学術論文を報告しており、クインテッセンス社から2冊の著書を出版している。さらに、クインテッセンス社から出版されたBrånemark教授の著書である "Calvarium to Calcaneus" においては、審美とソフトティッシュマネージメントに関する章を執筆している。

Brånemark Osseointegration Center
8-10 rue Farges
13008 Marseilles
France
Tel：00 33 (4) 91 57 03 03
e-mail：patrick@palacci.com

Ingvar Ericsson, DDS, Odont PhD

　Ericsson教授は、1966年に歯科医師免許を、1977年に歯周病専門医免許を、1990年に補綴専門医免許を、そして1978年に歯学博士号を、スウェーデンのイエテボリ大学歯学部において取得している。Ericsson教授は1973年から1994年までイエテボリ大学歯周病科で、1994年から2003年まではマルメ大学補綴科で教授として勤務していた。Dr. Ericssonは、1967年からイエテボリにおいて開業、1993年からノーベル・バイオケア社のコンサルタントを務めている。Ericsson教授は、100にも上る原著論文、25の評論記事、そして共著図書も多数発表している。また諸学会において約200回程の依頼講演を行っており、世界各国で講習会を開催している。Ericsson教授には外科、補綴、双方の視点からの、ブローネマルクシステムに関連する多くの貴重な経験がある。そしてノーベル・バイオケア社のDr. Matts Anderssonのグループとともに、"Teeth-in-an-Hour" のコンセプトの開発者の一人でもある。

Djupedalsgatan 2
S-413 07 Gothenburg
Sweden
Tel：00 46 707 615044
e-mail：the_iericsson@hotmail.com

目次

第1章　荷重の原理 …… 11
Ingvar Ericsson／(訳)梅津清隆
- 遅延・早期および即時荷重のプロトコール …… 12
- 参考文献 …… 18

第2章　ノーベルガイド・コンセプト …… 21
Peter K Moy／(訳)石橋良則、深川　周、中村郁世
- 背景 …… 22
- インプラント治療成功のための必要条件 …… 25
- ノーベルガイド・コンセプトの利点 …… 26
- サージカルテンプレート …… 26
- 付加的考察 …… 29
- 結論 …… 30
- 参考文献 …… 31

第3章　手術計画 …… 33
Marcus Dagneild、Jean Veltcheff／(訳)宇野澤秀樹
- コンピュータ・ベースサージェリーの概略 …… 34
- プロセラシステム …… 34
- コンピュータ・ベースの操作手順 …… 34
- 結論 …… 46
- 参考文献 …… 46

第4章　ノーベルガイドの使用 …… 47
パート1：ノーベルガイドサージェリー …… 48
Peter K Moy、Patrick Palacci／(訳)鈴木丈夫、山田紘充
- 外科手技 …… 48
- 無歯顎患者 …… 50
- 部分欠損患者 …… 54
- 術後患者指導 …… 55

パート2：ノーベルガイド、ザイゴマインプラントと即時機能 …… 56
Chantal Malevez／(訳)鈴木丈夫、山田紘充
- ザイゴマインプラントの紹介 …… 56
- 手術の標準的なプロトコール …… 57

	ザイゴマインプラントとノーベルガイド	57
	結論	58
	参考文献	59

第5章　審美的配慮 …… 61
　　Patrick Palacci／(訳)月村直樹、大山哲生、中林晋也

一般的原則		62
無歯顎患者		62
部分欠損患者		64
審美的観点からの上顎前歯欠損の分類		65
治療計画		67
欠損状況による治療オプション		68
症例報告		72
参考文献		86

第6章　ノーベルガイド補綴 …… 87
　　Pelle Pettersson、Christer Dagnelid／(訳)北條　了

治療に際しての一般的事項		88
準備		88
ラジオグラフィックガイド		88
術後のケアと経過観察		92
症例供覧：補綴的アプローチ		93
参考文献		99

第7章　ノーベルガイド使用時の偶発症の回避 …… 101
　　Peter K Moy、Patrick Palacci、Ingvar Ericsson／(訳)松尾　朗

治療計画の際の偶発症		103
外科処置中の偶発症		106
補綴操作時の偶発症		111
結論		112

第8章　結論 …… 113
　　Peter K Moy、Patrick Palacci、Ingvar Ericsson／(訳)櫻田雅彦

索引 …… 115

翻訳者一覧

[監訳者]

菅井敏郎(Toshiro Sugai)／医療法人UC会 銀座UCデンタルインプラントセンター 所長、東京医科歯科大学歯学部インプラント治療部 臨床教授

[訳者] (50音順、敬称略)

石橋良則(Yoshinori Ishibashi)／大崎シティデンタルクリニック

宇野澤秀樹(Hideki Unozawa)／宇野沢デンタルクリニック

梅津清隆(Kiyotaka Umezu)／医療法人UC会 銀座UCデンタルインプラントセンター

大山哲生(Tetsuo Ohyama)／日本大学歯学部歯科補綴学教室Ⅱ講座 専任講師

櫻田雅彦(Masahiko Sakurada)／医療法人社団櫻雅会 オリオン歯科

鈴木丈夫(Takeo Suzuki)／ヒロ・ヤマダデンタルオフィス青山

中林晋也(Shinya Nakabayashi)／日本大学歯学部歯科補綴学教室Ⅱ講座

中村郁世(Ikuyo Nakamura)／医療法人UC会 銀座UCデンタルインプラントセンター

月村直樹(Naoki Tsukimura)／日本大学歯学部歯科補綴学教室Ⅱ講座 准教授

深川 周(Shu Fukagawa)／医療法人UC会 新宿UCデンタルインプラントセンター

北條 了(Satoru Hojo)／神奈川歯科大学顎口腔機能修復科学講座有床義歯学分野 准教授

松尾 朗(Akira Matsuo)／東京医科大学口腔外科学講座 准教授

山田紘充(Hiromitsu Yamada)／ヒロ・ヤマダデンタルオフィス青山

第 **1** 章

荷重の原理
Loading principles

Ingvar Ericsson

訳／梅津清隆

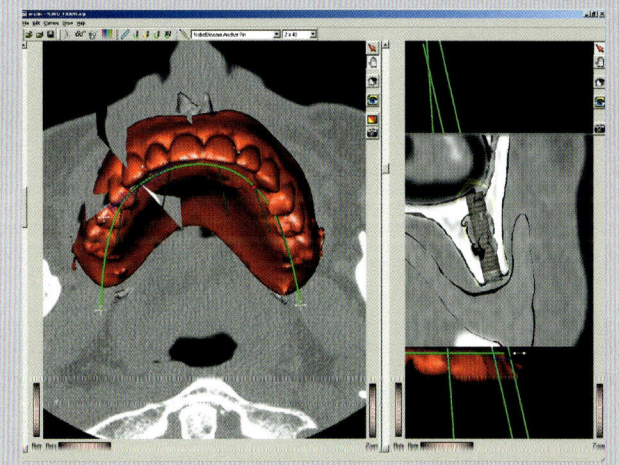

第1章　荷重の原理

遅延・早期および即時荷重のプロトコール

2回法—遅延荷重

　1969年、Brånemarkらによって、インプラント埋入法のオリジナルプロトコールが提唱された（Brånemarkら 1969）。その方法は、今日ではいわゆる2回法といわれる埋入法であり、2ピース構造のインプラントが使用され、埋入後骨内にて3～6ヵ月間の治癒期間を要した（図1-1）。治癒期間後にアバットメント装着の過程が必要であり、製作された上部構造はインプラントにスクリューで固定される方式であった。また同時にオッセオインテグレーションの定義として、「光学顕微鏡レベルにおいて骨組織がインプラント表面に形成され、インプラントが固定された状態」と述べている。

　1977年に、235名の無歯顎患者（上顎128名、下顎107名）に対して9ヵ月～8年まで経過観察を行ったインプラント治療に関する研究が報告された（Brånemark 1977）。この研究報告によると、85％の上部構造は安定した状態であった。以降、同様に無歯顎患者に対して（Adellら 1990、Arvidssonら 1996、1998）、あるいは部分欠損患者に対して（Lekholmら 1999）、5～15年の長期的な経過観察と調査を行い、予知性の高い治療法であることが立証されてきた。これらの報告から、インプラント治療法は、長期的な安定性と予知性の高い臨床的な成功を達成しうる科学的な基盤を確立してきた。

1回法—遅延荷重

　臨床応用当初、ブローネマルクシステム（Brånemark System®）は原則的に2回法の術式をとり、インプラントは治癒期間中、粘膜骨膜下に安静に置かれるよう提唱されていた。この方法により、粘膜上皮がチタン表面を伝わってダウングロースすることを防ぎ、感染などのリスクを減少し、早期のインプラントへの有害な荷重を回避できると考えられていた（Brånemarkら 1969、1977）。

　しかしながら、その治療法の発展とともに、当初の2回法もやがて見直されるようになってきた。Schroederら（1976、1978、1983）は、埋入直後からインプラントヘッドが口腔内に露出する1回法であっても、予知性の高いオッセオインテグレーションが得られることを報告した。また、ワンピースタイプのインプラント（Gotfredsenら 1991、Abrahamssonら 1996）も、ツーピースタイプのインプラント（Abrahamssonら 1996、Ericssonら 1996）も、1回法を用いた結果はともに良好であったとする報告もある。以降、ブローネマルクシステムを用いてよくコントロールされた臨床研究においても、同様な結果が多数報告されている（HenryとRosenberg 1994、Bernardら 1995、Beckerら 1997、Ericssonら 1997、CollaertとDe Bruyn 1998、Fribergら 1999、Bogaerdeら 2003、Rocciら 2003a、Engquistら 2005）。さらにEricssonら（1997）は、1回法、2回法の埋入方法にかかわらず、下顎無歯顎症例に対して機械研磨表面のインプラントを埋入し、固定性の上部構造を装着した前歯部骨縁の状態は、12～60ヵ月の期間安定していたと述べている。

　Beckerら（1997）は、135本の機械研磨表面のブローネマルクインプラントを1回法で埋入し、遅延荷重で対応した症例について報告している（荷重前に3～6ヵ月の治癒期間を設定。図1-1）。その報告では、上顎、下顎の部分欠損症例にインプラントを埋入し、荷重開始後1年の生存率は95～96％であった。なお特記事項として、32例の単独歯症例も含まれていた。

　CollaertとDe Bruyn（1998）は、35名の部分欠損症例と、50名の無歯顎症例の計85名の下顎に対し、ブローネマルクインプラントによる治療を行った。合計330本のインプラントが埋入され、そのうち211本が1回法で（荷重前に3～4ヵ月の治癒期間）、残り119本は従来の2回法であった。埋入方法にかかわらず、2年の経過観察期間においてインプラントの生存率は約95％であった。著者らは、下顎の部分欠損症例と無歯顎症例において、ブローネマルクインプラントによる治療では、1回法であっても2回法と同様に予知性が高いと結論づけている。

　Hermansら（1977）は、13名の下顎無歯顎患者に1回法による治療を行い、累計失敗率は3年間で1.9％であり、これは従来の2回法と同様の結果であったと報告している。またBernardら（1995）は、5名の下顎無歯顎患者に計10本のインプラントを1回法で埋入し、3ヵ月の治癒期間後にオーバーデンチャーを装着した。失敗したインプラントはなく、インプラント周囲の硬・軟組織に

遅延・早期および即時荷重のプロトコール

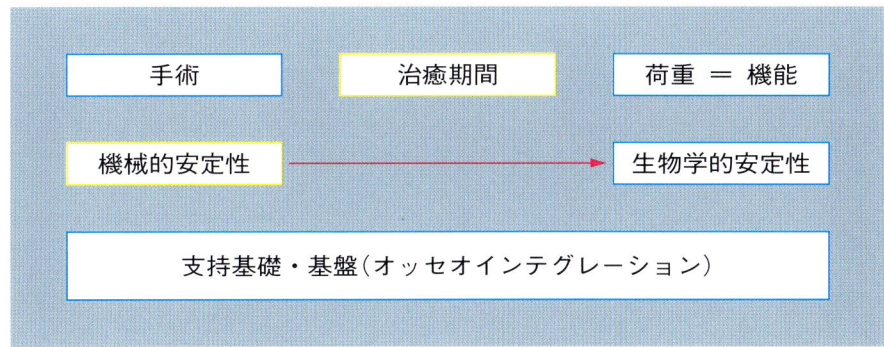

図1-1 2回法と1回法の遅延荷重の概念図。

ついての問題も発生しなかったとしている。

同様な臨床結果が、下顎無歯顎（Hellemら 2001）や上顎無歯顎（Bergkvistら 2004）、あるいは1回法のITIインプラントを用いた症例においても報告されている（Buserら 1997）。これらの臨床研究では、インプラントへの荷重は埋入後3〜6ヵ月の治癒期間では行われず、換言すれば遅延荷重と1回法の治療概念が応用された（図1-1）。さらに、アストラテックインプラント（2ピースタイプ）を用いた臨床研究によっても、前述同様の結果が報告されている（Cooperら 1999）。

前述した臨床研究では、1回法での埋入後に既存の義歯を修正し、ソフトティッシュコンディショナーで裏層することにより、インプラントに対して好ましくない荷重を避ける方法がしばしばとられてきた。しかし、裏層が施され咬合調整された義歯とはいえ、治癒期間の初期にある程度の予知しえない荷重がヘッド部の露出したインプラントに加わることは認識でき、さらに、荷重が加わった際の義歯材料の歪みは複雑であり、予知しにくいので、そのような荷重はインプラントにとっても当然好ましくないものである（GlantzとStafford 1983）。ところが、そのような予想に反して、1回法で埋入されたブローネマルクの機械研磨表面インプラントは、本来の2回法で埋入された場合と同等な成功率を示していた（Ericssonら 1994、1997、Bernardら 1995、Beckerら 1997a、Hermansら 1997、CollaertとDe Bruyn 1998）。以上より、裏層と咬合調整が十分に施された義歯においては、軟組織を貫通したインプラントに伝わる荷重は、オッセオインテグレーションの明らかなリスクファクターではないと考えられた（Ericssonら 1997）。このような見解は、下顎前歯部へインプラントを1回法で埋入し、既製の義歯を裏層・咬合調整し、荷重のコントロールを行ったところ、オッセオインテグレーションは阻害されなかったと結論づけたHenryとRosenberg（1994）による臨床データによっても支持されている。Beckerら（1997）は、ブローネマルクインプラントにおいては、従来の2回法以外の埋入方法も、時には有用な選択肢であるかもしれないと主張している。またGlantzら（1984a、1984b）は、機械研磨表面インプラントの埋入後早期に、強固な固定性上部構造物を装着してインプラントを連結することによって、インプラントに加わる荷重が適切にコントロールされるため、成功率の高い治療ができると考えた（すなわち、早期機能荷重）。

1回法を選択する際は、特に患者の口腔衛生状態について注意を払わなければならない（Gotfredsenら 1991）。口腔衛生状態が良好であれば、軟組織のインプラント辺縁封鎖が起こりやすくなる。すなわち、軟組織による辺縁封鎖が、口腔内とインプラントの埋入されている歯槽骨との隔壁として働いてくれる。しかし、インプラント周囲にプラークが蓄積すると、①炎症細胞が浸潤した結合組織の垂直・水平方向への延長、②長いポケット上皮の形成、③破骨細胞の出現による周囲骨の骨吸収をもたらすと結論づけている。

第1章 荷重の原理

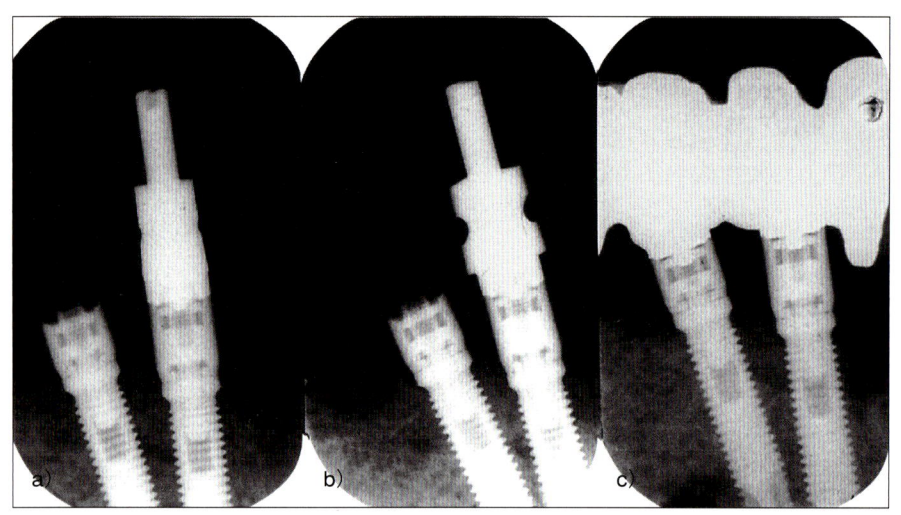

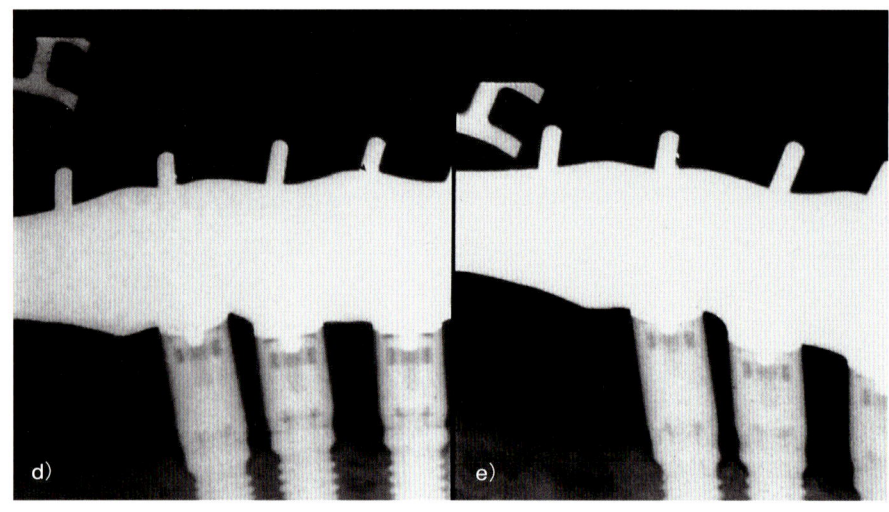

図1-2 (a〜c) 1回法・早期荷重を行ったインプラント周囲骨のレベル。(a)インプラント埋入時。(b)埋入後18ヵ月。(c)埋入後60ヵ月。(d、e)従来法(2回法・遅延荷重)を行ったインプラント周囲骨のレベル。(d)埋入後18ヵ月。(e)埋入後5年。

1回法—早期荷重

約20年前には、インプラントへの早期の荷重は、骨組織ではなく繊維性組織の形成をうながすと認識されていた(i.e. ontogenesis；Albrektssonら 1986)。1回法でインプラントを埋入すると、その直後から何らかの荷重が加わる。確実な治癒をうながし、インプラントのオッセオインテグレーションを確立させるために必要な条件は、インプラントと骨の境界面での微少動揺を制限することである(Cameronら 1973、Brunski 1992、1999、Pilliar 1995)。Søballeら(1993)は、微小動揺が50〜150μmの範囲であれば、オッセオインテグレーションに影響ないであろうと報告している。さらに、Brunski(1999)は、機械研磨表面インプラントが確実にオッセオインテグレーションを得るためには、100μm程度の微少動揺がその閾値であろうと述べている。

天然歯の固定性補綴では、強固なブリッジを用いて支台歯を連結し、適切な荷重環境を作ることができる(Glantzら 1984a、1984b)。しかし、1回法で埋入した個々のインプラントは、埋入直後から何らかの予知できぬ荷重にさらされる。したがって、インプラント埋入から可能な限り早期に、それらのインプラントを強固に連結したほうが良いと思われる。微少動揺が許容範囲内でコントロールされていれば、オッセオインテグレーションが獲得されると考えられるからである。

遅延・早期および即時荷重のプロトコール

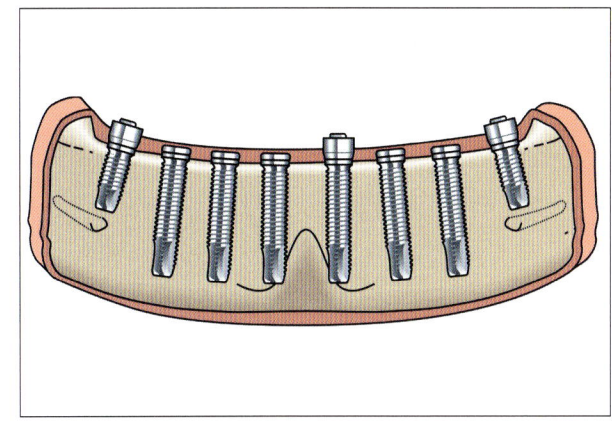

図1-3 Schnitmanらの治療方法(1997)。下顎前方オトガイ孔間に5～6本のインプラントを埋入し、そのうちの正中に近い1本を埋入直後にアバットメントを装着し、その他のインプラントは埋入3～4ヵ月後にアバットメントを装着。さらに、オトガイ孔の遠心、そして上方にショートインプラントを両側に1回法を用いて埋入。3本のインプラントが口腔内に露出し、それらを暫間補綴物により強固に連結固定。3～4ヵ月後、最終補綴物を製作し、すべての利用可能なインプラントに固定。

近年、下顎前歯部に埋入されたインプラントに対して早期荷重を行い、予知性の高い治療結果が報告されている(Ericssonら 2000、Chowら 2001、Fribergら 2005)。Ericssonら(2000)は、下顎無歯顎患者へブローネマルクの機械研磨表面インプラントを埋入、その後上部構造を装着した症例において、1回法で埋入して早期荷重を行った症例と従来の2回法で埋入して遅延荷重を行った症例との間では、その結果に差はないという仮説のもとでの研究を行った。16名の患者に計88本のインプラントを1回法で埋入し、20日以内に固定式の上部構造を装着し荷重をかけ始めた。従来の方法群では、2回法でインプラント埋入後、約4ヵ月後に荷重をかけ始めた。上部構造装着時にすべての患者のパノラマX線を撮影し、その後は装着18ヵ月後と60ヵ月後に撮影を行った。X線解析の結果、観察期間内を通じ、早期荷重群においても遅延荷重群においても、インプラント周囲の骨吸収はそれぞれ1.0mm以下であり(図1-2)、すべてのインプラントは臨床的に安定していた。著者は、チタンインプラントを埋入後、早期にインプラントを強固な固定性最終補綴物でクロスアーチ状に連結することによって、早期荷重を成功させることができるだろうと結論づけている。

Fribergら(2005)は、1回法で埋入し、早期荷重を施した患者群の1年後の臨床成績を評価するため、後ろ向き調査を行った。そこから得られたデータと、同じクリニックにおいて従来法(2回法・遅延荷重)で治療された患者群のデータと比較検討したところ、術後1年での1回法・早期荷重群の累積生存率は高い値(CSR：97.5%)を示しているが、従来の2回法・遅延荷重群の値(99.7%)と比較すると若干低かったと報告している。

1回法—即時荷重

Schnitmanら(1997)は、63本の機械研磨表面のブローマルクインプラントを埋入した10症例に関して、その成績を報告した(図1-3)。63本のインプラントのうち、28本は埋入後即時に暫間固定性補綴物を装着し、その28本のうち4本が失敗した。すなわち、即時荷重を行ったインプラントの生存率は85%であった。他の35本のインプラントは従来の2回法により埋入して遅延荷重を行い、すべてが問題なくオッセオインテグレーションを獲得していた。特筆すべきことは、この結果が10年間という長期にわたる研究結果であったことであり、同時に行った従来の2回法でのインプラントの生存率は100%であった。BalshiとWolfinger(1997)は、Schnitmanらの方法に準じて、下顎無歯顎のインプラント治療を行った。その結果、即時荷重を行ったブローネマルクインプラントの生存率は80%(40本中32本)であったと報告している。そして、すべての患者が一次手術の当日から固定式の補綴物を装着し、口腔機能を回復できたということは、試験的な研究としては満足すべき結果であったと述べている。

1999年に、ブローネマルク・ノバム(Brånemark Novum)(Brånemarkら 1999)と名付けられた新たな治療法のコンセプトが紹介された。この新しい方法は、規格

第1章　荷重の原理

化された既製のフレームと外科用ガイドを用い、補綴物のための印象採得を行うことなく、最終補綴物の装着をインプラント埋入手術当日に行うというものである。50名の患者に対して前述のようなインプラント補綴を行ったところ、術後6ヵ月〜3年の経過観察期間中に3本のインプラントがオッセオインテグレーションを失い、全体としてのインプラント生存率は98%、補綴物の生存率も98%という臨床成績であった。インプラント周囲の骨吸収についても、従来の方法で行った値と差はなく、術後3ヵ月の計測時から骨吸収は0.2mm／年の値を超えることはなかった。さらに、van Steenbergheら(2004)は、ブローネマルク・ノバム・コンセプトで治療した50名の患者を12ヵ月以上経過観察し、インプラントの累計成功率は93%、補綴物の累積成功率は95%であったと報告した。このような臨床結果から、Brånemarkら(1999)によるこの新しい治療コンセプトが、多くの臨床医に支持されることとなった。

2001年には、波多野が、通常のブローネマルクインプラントシステムの製品と個々に対応した固定性補綴物を用いた下顎無歯顎症例への新たな即時荷重システム、マキシスニューテクニック(Maxis New Technique)を紹介した。彼は、35名の患者に対してこのテクニックを応用し、2〜36ヵ月における経過観察中、すべて良好な結果が得られたと報告している(Hatano 2001)。

その後、Fröbergら(2006)は、TiUnite™表面と機械研磨表面の2種類の異なる表面性状のインプラントを下顎前方部に埋入し、クロスアーチ連結を施した補綴物装着後に即時荷重を行い、18ヵ月間の経過観察を行ってそれらの臨床成績を報告した。15名の下顎無歯顎の患者に対して、片側(正中線からオトガイ孔までのスペース)にTiUnite™表面のインプラントを、そして反対側に機械研磨表面のインプラントを埋入した。89本(44本のTiUnite™表面、45本の機械研磨表面)のインプラントに対し、埋入手術の当日に暫間固定性補綴物を装着して即時荷重を行い、10日後には最終補綴物が装着された。その結果、下顎前方部へのブローネマルクインプラントによる即時荷重は予知性が高く、従来の機械研磨表面とTiUnite™表面の2種類のインプラントとの間では臨床成績に差が認められなかったと報告している。この論文において、すべてのインプラントはその表面性状にかかわらず無作為に埋入され、すべての患者の口腔衛生状態が良好であったことが強調されている。高い累計生存率を得るためには、埋入後即時にインプラントを強固に連結することがもっとも重要であると考えられる(図1-4)。

さらにBrånemarkが提唱した従来のインプラント埋入のプロトコール(2回法・遅延荷重)を再考するため、12名の単独歯欠損症例を用いた1回法・即時荷重に関する臨床研究が行われた(Ericssonら 2001)。機械研磨表面インプラントの埋入直後に印象採得を行い、24時間以内にテンポラリークラウンを製作し、中心位で軽く咬合、側方運動時には干渉しないように装着し、3〜6ヵ月後に最終補綴物が装着された。同じ観察期間内に、8名の単独歯欠損の患者が従来の方法(2回法・遅延荷重)で治療を受け、コントロール群とした。即時荷重群において、術後3ヵ月後と5ヵ月後の観察時にそれぞれ1本ずつ、計2本のインプラントが喪失し、累積生存率は85%であった。また、術後6ヵ月、18ヵ月、60ヵ月にX線診査が行われ、即時荷重群ではコントロール群(2回法・遅延荷重)と同様、周囲支持骨に約0.1mmの吸収が認められた。すなわち即時荷重群における辺縁部骨吸収は、従来法での報告(Brånemarkら 1999、Ericssonら 2001、van Steenbergheら 2004)とほぼ同様であった。そしてこのような結果が、即時荷重の治療法を、単独歯欠損症例に応用する後押しとなった。この研究では、従来の機械研磨表面インプラントが使用されていたことも特記すべき事項である。粗面化表面インプラントを用いた臨床研究では、より良好な結果が報告されている。Malóら(2003)、CalendrielloとTomatis(2004)は、TiUnite™インプラントを用いて単独歯欠損症例への即時荷重を行い、累積生存率98%という高い臨床成績を報告した。またKirketerpら(2002)は、ハイドロキシアパタイト表面のリプレイスセレクトインプラント(Replace Select® Implant)を抜歯後即時埋入、即時荷重した症例について検証し、ほぼ同様の臨床成績を報告している。

オッセオインテグレーションの概念が紹介されてから(Brånemarkら 1969)、すでにインプラントの表面性状を向上させることについてさまざまな関心が高まっていた。インプラント表面は加工、処理方法によってさまざ

16

遅延・早期および即時荷重のプロトコール

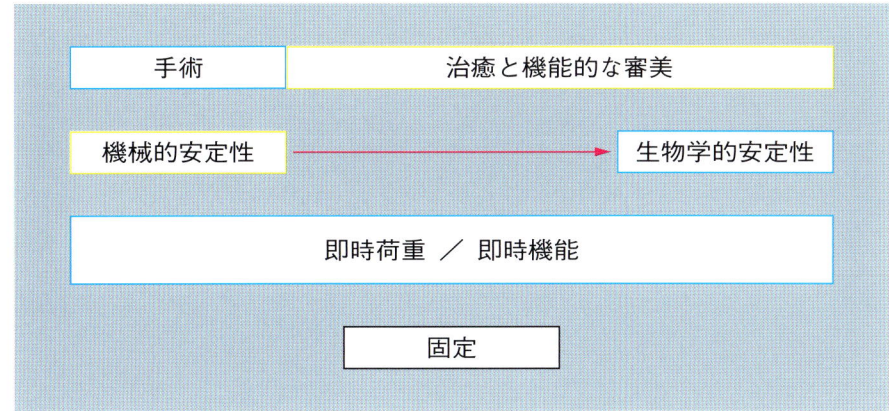

図1-4　1回法により埋入して早期および即時荷重を行うときは、インプラントを連結することが重要である。

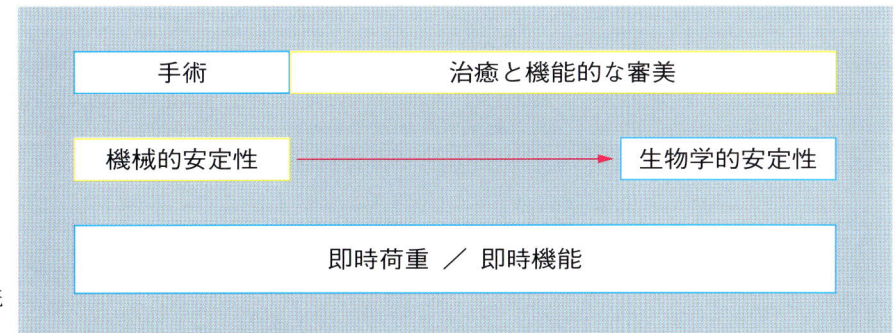

図1-5　1回法・早期、即時荷重の概念図。

まに変化し(KasemoとLausmaa 1988)、オッセオインテグレーションの過程においては、インプラントのもっとも外側の原子層が重要な役割を果たすことが一般的に知られている。細胞-酸化の相互作用はいくつかの原子間で起こるが、このレベルで起きる構造の変化は、生体適応性と治癒に影響する(KasemoとLausmaa 1985)。現在、中程度に粗面化されたインプラント表面は、(1)初期固定を容易にし、(2)表面積を増やし(Wennerberg 1996)、(3)オッセオインテグレーションを促進する(Larsson 2000、Schüpbachら 2005)など、その長所が徐々に認められてきている。いまだ表面性状に関してさまざまな論議が交わされているが、いずれにせよ表面性状がたいへん重要な因子であることは間違いない(Karlssonら 1998、Cordioliら 2000、Gotfredsenら 2000、GotfredsenとKarlsson 2001)。ブラスト処理、チタンプラズマスプレー(TPS)、あるいは陽極酸化処理により、さまざまな表面性状を得ることが可能である(Hallと Lausmaa 2000)。いくつかの動物実験において、TiUnite™表面インプラントの骨接触率(BIC)は、機械研磨表面インプラントのBICよりも高い値であることが報告されている(Albrektssonら 2000、Henryら 2000、Rocciら 2003b、Zechnerら 2003)。これらの結果は、最近発表された人体での組織学的研究結果とも一致している(Rocciら 2002、Ivanoffら 2003、Schüpbachら 2005)。これは、TiUnite™表面の骨伝導能によるものであろうと考えられた。また、Rompenら(2000)はイヌを用いた研究で、TiUnite™表面は機械研磨表面よりも初期固定を維持できることを証明している。Glauserらが2001年に発表した臨床データも、この報告を支持している。これらの報告より、TiUnite™表面インプラントは、即時荷重に適しているといえよう。言い換えれば、インプラントへの荷重コンセプトに関してパラダイムシフト(系統的変化)が起きている。今日では、ノーベルガイド(NobelGuide™)コンセプトを応用することにより、インプ

17

第1章 荷重の原理

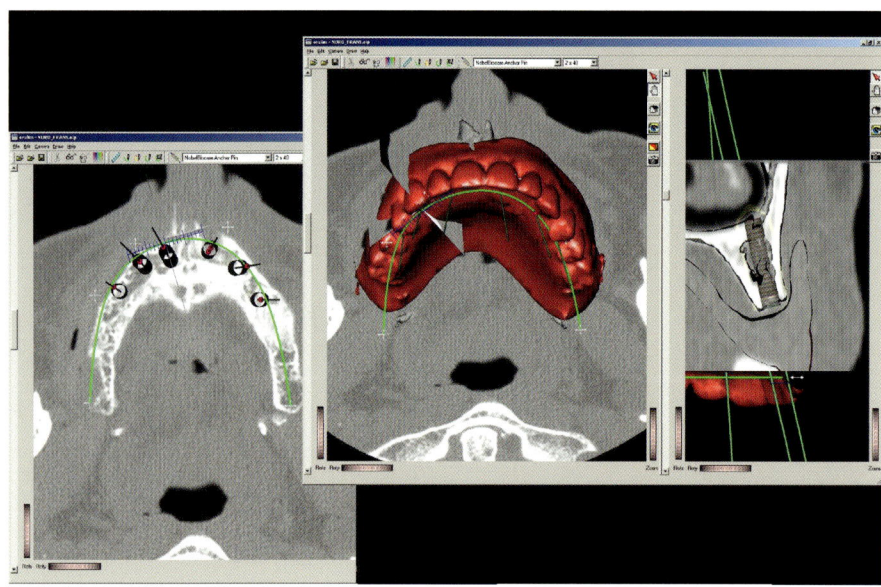

図1-6 仮想プランニングの工程：三次元画像（左、中）、二次元画像（右）。

ラント埋入当日に暫間補綴物を連結固定して即時荷重を行えるばかりでなく、最終補綴物をインプラントの埋入前に製作しておくことも可能である。シミュレーションソフト（ノーベルガイド）を用いてインプラント埋入計画を行い、実際の手術前に顎骨内での最適な埋入位置の設定が可能となる（図1-6）。本書では、このCTシミュレーションソフトを用いたインプラント治療計画の立案について詳述していく。

参考文献

Abrahamsson I, Berglundh T, Wennström J, Lindhe J. The peri-implant hard and soft tissues at different implant systems. A comparative study in the dog. Clin Oral Implants Res 1996 ; 7 : 212-219.

Adell R, Eriksson B, Lekholm U, Brånemark P-I, Jemt T. A long-term follow-up study of osseointegrated implants in the treatment of totally edetulous jaws. Int J Oral Maxillofac Implants 1990 ; 5 : 347-359.

Albrektsson T, Zarb G, Worthington P, Eriksson RA. The long-term efficacy of currently used dental implants : a review and proposed criteria of success. Int J Oral Maxillofac Implants 1986 ; 1 : 11-25.

Albrektsson T, Johansson C, Lundgren AK, Sul Y, Gottlow J, Experimental studies on oxidized implant. A histomorphometrical and biomechanical analysis. Appl Osseointegration Res 2000 ; 1 : 21-24.

Arvidson K, Bystedt H, Frykholm A et al. Five-year follow-up report of the Astra Dental Implant system for restoration of edentulous upper jaws. J Dent Res 1996 ; 75 : 349（Abstract）.

Arvidson K, Bystedt H, Frykholm A, Konow L, Lothigus E. Five-year prospective follow-up report of the Astra Tech Dental Implant System in the treatment of edentulous mandibles. Clin Oral Implants Res 1998 ; 9 : 225-234.

Balshi TJ, Wolfinger GJ. Immediate loading of Brånemark implants in edentulous mandibles : a preliminary report. Implant Dent 1997 ; 6 : 83-88.

Becker W, Becker BE, Isralson H, Lucchini JP, Handelsman M, Ammons W. One-step surgical placement of Brånemark implants : a prospective clinical multicenter study. Int J Oral Maxillofac Implants 1997 ; 12 : 454-462.

Bergkvist G, Sahlholm S, Nilner K, Lindh C. Implant-supported fix prostheses in the edentulous maxilla. A 2-year clinical and radiological follow-up of treatment with non-submerged ITI implants. Clin Oral Implants Res 2004 ; 15 : 351-359.

Bernard J-P, Belser UC, Martinet J-P, Borgis SA. Osseointegration of Brånemark fixtures using a single-step operating technique. A preliminary prospective one-year study in the edentulous mandible. Clin Oral Implants Res 1995 ; 6 : 122-129.

Bogaerde L, Padretti G, Dellacasa P, Mozzati M, Rangert B, Eng M. Early function of splinted implants in maxillas and posterior mandibles using Brånemark System, machined-surface implant : an 18 month prospective multicenter study. Clin Implant Dent Relat Res 2003 ; 5 (Suppl 1) : 21-28.

Brunski JE. Biomechanical factors affecting the bone-dental implant interface. Clin Mater 1992 ; 3 : 153-201.

Brunski JE. In vivo bone response to biomechanical loading at the bone/dental implant interface. Adv Dent Res 1999 ; 13 : 99-119.

Brånemark P-I, Breine U, Adel R, Hansson B-O, Ohlsson Å. Intra-osseous anchorage of dental prostheses. I. Experimental studies. Scand J Plast Reconstr Surg 1969 ; 3 : 81

-100.

Brånemark P-I, Hansson BO, Adell R et al. Osseointegrated implants in the treatment of the edentulous jaw. Experience from a 10-year period. Scand J Plast Reconstr Surg Suppl 1977 ; 11 : 16 : 1-32.

Brånemark P-I, Engstrand P, Öhrnell L-O et al. Brånemark Novum : A new treatment concept for rehabilitation of the edentulous mandible. Preliminary results from a prospective clinical follow-up study. Clin Implant Dent Relat Res 1999 ; 1 : 2-16.

Buser D, Mericske-Stern R, Bernard JP, Behneke N, Hirt HP, Belser UC et al. Long-term evaluation of non-submerged ITI implants. Part I : 8-year life table analysis of a prospective multicenter study with 2359 implants. Clin Oral Implants Res 1997 ; 8 : 161-172.

Calandriello R, Tomatis M. Immediate function of single implants using Brånemark System : prospective one year report of final restorations. Appl Osseointegration Res 2004 ; 4 : 32-40.

Cameron H, Pilliar RM, Macnab I. The effect of movement on the bonding of porous metal to bone. J Biomed Mater Res 1973 ; 7 : 301-311.

Chow J, Hui E, Li D, Liu J. Immediate loading of Brånemark system fixtures in the mandible with a fixed provisional prothesis. Appl Osseointergration Res 2001 ; 2 : 30-35.

Collaert B, De Bruyn H. Comparison of Brånemark fixture integration and short-term survival using one-stage or two-stage surgery in completely and partially edentulous mandibles. Clin Oral Implants Res 1998 ; 9 : 131-135.

Cooper LF, Scurria MS, Lang LA, Guckes AD, Moriarty JD, Felton DA. Treatment of edentulism using Astra Tech implants and ball abutments to retain mandibular overdentures. Int J Oral Maxillofac Implants 1999 ; 14 : 646-653.

Cordioli G, Majzoub Z, Piattelli A, Scarano ATI. Removal torque and histomorphometric investigation of 4 different titanium surfaces : an experimental study in the rabbit tibia. Int J Oral Maxillofac Implants 2000 ; 15 : 668-674.

Engquist B, Åstrand P, Anzén B, Dahlgren S, Enquist E, Feldman H. Simplified methods of implant treatment in the edentulous lower jaw : a 3-year follow-up report of a controlled prospective study of one-stage versus two-stage surgery and early loading. Clin Implant Dent Relat Res 2005 ; 7 : 95-104

Ericsson I, Randow K, Glantz P-O, Lindhe J, Nilner K. Some clinical and radiographical features of submerged and non-submerged titanium implants. Clin Oral Implants Res 1994 ; 5 : 185-189.

Ericsson I, Nilner K, Klinge B, Glantz P-O. Radiographical and histological characteristics of submerged and non-submerged titanium implants. An experimental study in the Labrador dog. Clin Oral Implants Res 1996 ; 6 : 20-26.

Ericsson I, Randow K, Nilner K, Petersson A. Some clinical and radiographical features of submerged and non-submerged titanium implants. A 5-year follow-up study. Clin Oral Implants Res 1997 ; 8 : 422-426.

Ericsson I, Randow K, Nilner K, Petersson A. Early functional loading of Brånemark dental implants. A 5-year follow-up study. Clin Implant Dent Relat Res 2000 ; 2 : 70-77.

Ericsson I, Nilson H, Nilner K. Immediate functional loading of Brånemark single tooth implants. A 5-year clinical follow-up study. Appl Osseointegration Res 2001 ; 2 : 12-16.

Friberg B, Sennerby L, Lindén B, Gröndahl K, Lekholm U. Stability measurements of one-stage Brånemark implants during healing in mandibles. A clinical resonance frequency analysis study. Int J Oral Maxillofac Surg 1999 ; 28 : 266-272.

Friberg B, Henningsson C, Jemt T. Rehabilitation of edentulous mandibles by means of turned Brånemark System implants after one-stage surgery : a 1-year retrospective study of 152 patients. Clin Implant Dent Relat Res 2005 ; 7 : 1-9.

Fröberg KK, Lindh C, Ericsson I. Immediate loading of Brånemark System implants : a comparison between TiUnite and turned implants placed in the anterior mandible. Clin Implant Dent Relat Res 2006 ; 8 : 187-197.

Glantz P-O, Stafford GD. Clinical deformation of maxillary complete dentures. J Dent 1983 ; 11 : 224-230.

Glantz P-O, Strandman E, Svensson SA, Randow K. On functional strain in fixed mandibular reconstructions. I. An in vitro study. Acta Odontol Scand 1984a ; 42 : 241-249.

Glantz P-O, Strandman E, Randow K. On functional strain in fixed mandibular reconstructions. II. An *in vivo* study. Acta Odontol Scand 1984b ; 42 : 269-276.

Glauser R, Portmann M, Ruhstaller P, Lundgren A-K, Hämmerle CHF, Gottlow J. Stability measurements of immediately loaded machined and oxidized implants in the posterior maxilla. A comparative clinical study using resonance frequency analysis. Appl Osseointegration Res 2001 ; 2 : 27-29.

Gotfredsen K, Rostrup E, Hjorting-Hansen E, Stoltz K, Budtz-Jörgensen E. Histological and histomorphometric evaluation of tissue reactions adjacent to endosteal implants in monkeys. Clin Oral Implants Res 1991 ; 2 : 30-37.

Gotfredsen K, Berglundh T, Lindhe J. Anchorage of titanium implants with different surface characteristics : an experimental study in rabbits. Clin Implant Dent Relat Res 2000 ; 2 : 70-77.

Gotfredsen K, Karlsson U. A prospective 5-year study of fixed partial prosthesis supported by implants with machined and TiO2- blasted surface. J Prosthodontics 2001 ; 10 : 2-7.

Hall J, Lausmaa J. Properties of a new porous oxide surface on titanium implants. Appl Osseointegration Res 2000 ; 1 : 5-8.

Hatano N. The Maxis New. A novel one-day technique for fixed individualized implant-supported prosthesis in the edentulous mandible using Brånemark System Implants. Appl Osseointegration Res 2001 ; 2 : 40-43.

Hellem S, Karlsson U, Almfelt I, Brunell SE, Åstrand P. Non-submerged implant in the treatment of the edentulous lower jaw : a 5-year prospective longitudinal study of ITI hollow screws. Clin Implant Dent Relat Res 2001 ; 3 : 20-29.

Henry P, Rosenberg J. Single-stage surgery for rehabilitation of the edentulous mandible. Preliminary results. Pract Periodont Aesthet Dent 1994 ; 6 : 1-8.

Henry P, Tan A, Allen B, Hall J, Johansson C. Removal torque comparison of TiUnite and turned implants in the greyhound dog mandible. Appl Osseointegration Res 2000 ; 1 : 15-17.

Hermans M, Durdu F, Herrman I, Malevez C. A single-step operative technique using the Brånemark system. A prospective study in the edentulous mandible. Clin Oral Implants Res 1997 ; 8 : 437 (Abstract).

Ivanoff CJ, Widmark G, Johansson C, Wennerberg A. Histologic evaluation of bone response to oxidized and turned titanium micro-implants in human jawbone. Int J Oral Maxillofac Implants 2003；18：341-348.

Karlsson U, Gotfredsen K, Olsson C. A 2-year report on maxillary and mandibular fixed partial dentures supported by Astra Tech dental implants. A comparison of 2 implants. Clin Oral Implants Res 1998；9：235-242.

Kasemo B, Lausmaa J. Aspects of surface physics on titanium implants. Swed Dent J 1985；28(Suppl)：19-36.

Kasemo B, Lausmaa J. Biomaterial and implant surface science: a surface science approach. Int J Oral Maxillofac Implants 1988；4：247-259.

Kirketerp P, Andersen J, Urde G. Replacement of extracted anterior teeth by immediately loaded Replace Select HA-coated implants. An one-year follow-up of 35 patients. Appl Osseointegration Res 2002；3：40-43.

Larsson C. The interface between bone and implants with different surface oxide properties. Appl Osseointegration Res 2000；1：9-14.

Lekholm U, Gunne J, Henry P, Higuchi K, Lindén U, Bergström C. Survival of the Brånemark implant in partially edentulous jaws: a 10-year prospective multicenter study. Int J Oral Maxillofac Implants 1999；14：639-645.

Maló P, Friberg B, Polozzi G, Gualini F, Vighagen T, Rangert B. Immediate and early function of Brånemark implants placed in the esthetic zone: a 1-year prospective clinical multicenter study. Clin Implant Dent Relat Res 2003；5(Suppl 1)：37-46.

Pilliar RM. Quantitative evaluation of the effect of movement at a porous coated implant-bone interface. In: Davies EJ (ed). The bone-biomaterial interface. Toronto: University of Toronto Press, 1995；380-387.

Rocci A, Martignoni M, Sennerby L, Gottlow J. Immediate loading of a Brånemark System implant with the Ti-Unite surface. Histological evaluation after 9 months. Appl Osseointegration Res 2002；3：25-28.

Rocci A, Martignoni M, Burgos PM, Gottlow J, Sennerby L. Histology of retrieved immediately and early loaded oxidized implants: light microscopic observations after 5 to 9 months of loading in the posterior mandible. Clin Implant Dent Relat Res 2003a；5(Suppl 1)：88-98.

Rocci A, Martignoni M, Gottlow J. Immediate loading of Brånemark system with TiUnite and machined surfaces in the posterior mandible: a randomized, open-ended trial. Clin Implant Dent Relat Res 2003b；5(Suppl 1)：57-63.

Rompen E, DaSilva D, Lundgren AK, Gottlow J, Sennerby L. Stability measurements of a double-threaded titanium implant design with turned or oxidized surface. An experimental resonance frequency analysis study in the dog mandible. Appl Osseointegration Res 2000；1：18-20.

Schnitman PA, Wöhrle PS, Rubenstein JE, Da Silva JD, Wang N-H. Ten year results for Brånemark implants immediately loaded with fixed prostheses at implant placement. Int J Oral Maxillofac Implants 1997；12：495-503.

Schroeder A, Pohler O, Sutter F. Gewebsreaktion auf ein Titan-Hohlzylinder-Implantat mit Titan-Spritz-schichtoberfäche. Schweiz Monatschr Zahnheilkd 1976；86：713-727.

Schroder A, Stich H, Straumann F, Sutter F. Über die Anlagerung Osteocement an einem belasteten Implantatkörper. Schweiz Monatschr Zahnheilk 1978；88：1051-1058.

Schroder A, Maglin B, Sutter F. Das ITI-Hohlzylinderimplantat Typ F zur Prothesenretention beim zahnlosen Kiefer. Schweiz Monatschr Zahnheilk 1983；93：720-733.

Schüpbach P, Glauser R, Rocci A, Martignani M, Sennerby L, Lundgren AK. The human bone-oxidized titanium implant interface: a light microscopic, scanning electron microscopic, black-scatter scanning electron microscopic, and energy-dispersive X-ray study of clinically retrieved dental implants. Clin Implant Dent Relat Res 2005；7(Suppl 1)：36-43.

Søballe K, Hansen ES, Brockstedt-Rasmussen H, Bünger C. The effects of osteoporosis, bone deficiency, bone grafting and micromotion on fixation of porous-coated hydroxyapatite-coated implants. In: Gesink, RGT, Manley MT (eds). Hydroxypatite coatings in orthopadic surgery. New York: Raven Press, 1993；107-136.

van Steenberghe D, Molly L, Jacobs R, Vandekerckhove B, Quirynen M, Nart I. The immediate rehabilitation by means of a ready-made final fixed prosthesis in the edentulous mandible: a 1-year follow-up study of 50 consecutive patients. Clin Oral Implants Res 2004；15：360-365.

Wennerberg A. On surface roughness and implant incorporation [PhD thesis]. Department of Biomaterials/Handicap Research, Göteborg University, Sweden, 1996.

Zechner W, Tangl S, Fürst G, Tepper G, Thams U, Mailath G. Osseous healing characteristics of three different implant types. A histological and histomorphometric study in mini-pigs. Clin Oral Implants Res 2003；14：150-157.

第 **2** 章

ノーベルガイド・コンセプト

NobelGuide concept

Peter K Moy

訳／石橋良則、深川　周、中村郁世

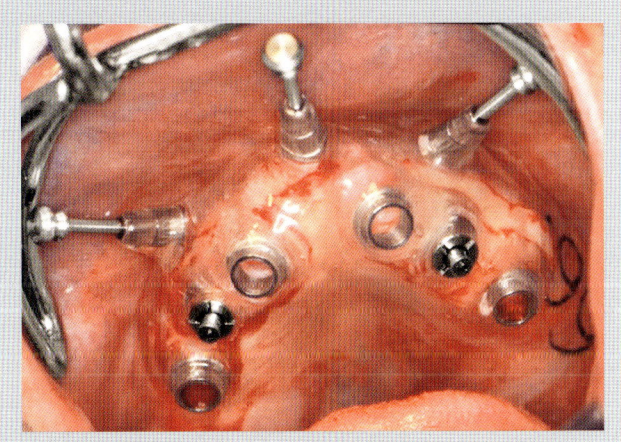

第 2 章　ノーベルガイド・コンセプト

背景

オッセオインテグレーションを得るための旧来の方法は、高い成功率を示してきた（Brånemarkら 1977）。機能下の補綴物を支持するインプラントの長期安定性は、優に20年以上もの間、臨床的事実とされてきた（図2-1）。多くの患者は、チタンインプラントと、旧来の歯科修復物に比べ改善したインプラント修復物の審美性・機能性を信頼し、その恩恵に浴してきた。それは術者側も同様である。インプラント治療によって今や、無歯顎から部分欠損、単独歯欠損症例まで、どのような欠損形態でも修復可能といえる（図2-2）。さらに、新しい外科手技が開発され、審美領域における不利な歯槽形態をもつ部分欠損症例についても処置可能となってきた（Glauserら 2003）。

インプラントを用いてどのような臨床状況でも対処できるという術者の能力が向上するにつれ、インプラントに対する患者の要求は高くなった。可撤性補綴物を使用する無歯顎および部分欠損患者は、従来のプロトコールにおいて推奨されていた4〜6ヵ月の典型的な治癒期間よりも早期に、より強固な固定性修復物の装着を望む。

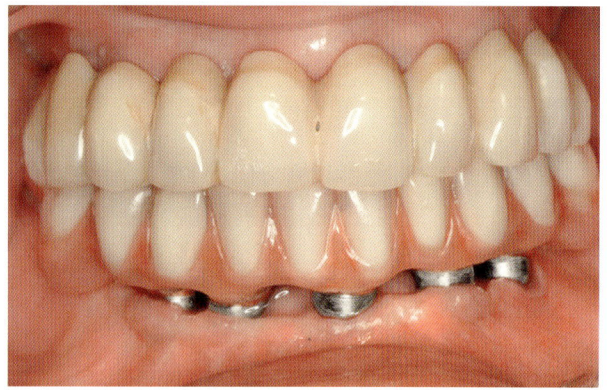

図2-1　15年間機能的に安定した下顎インプラント補綴物。

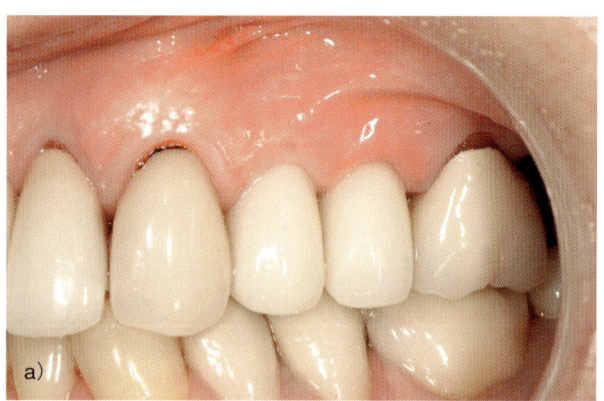

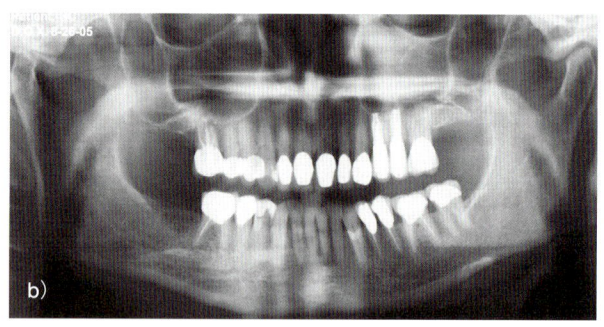

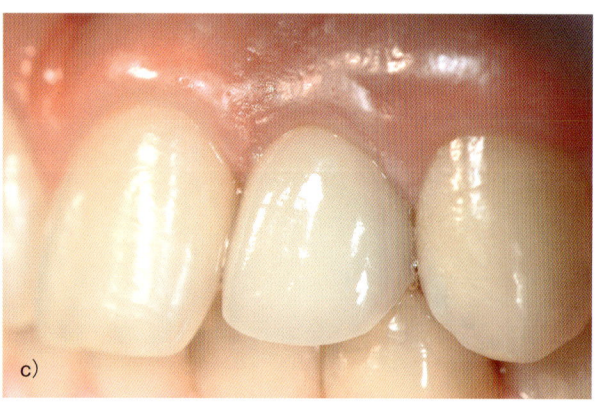

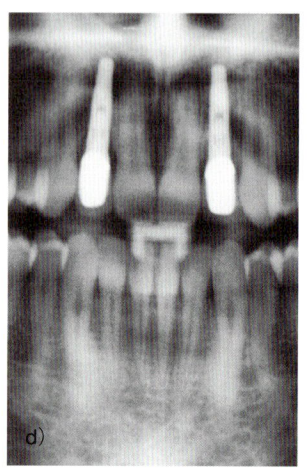

図2-2　(a)インプラントにより2本の上顎小臼歯を修復した部分欠損症例。自然なカントゥアとインプラント修復物によって維持された歯間乳頭に注目。(b)機能下2年での安定した骨レベル。(c)インプラントによって側切歯を修復した単独歯欠損症例。インプラント修復物周囲に健康な歯肉組織とカントゥアが存在し、隣在歯と調和していることに注目。(d)(c)のX線写真。荷重後3年の上顎両側側切歯部インプラントの安定した所見。

背景

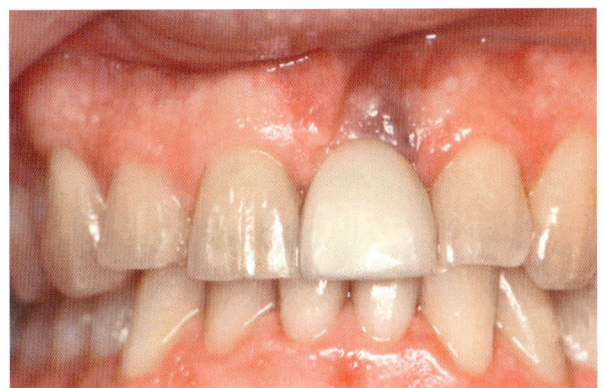

図2-3　経過不良の左側中切歯の臨床写真。

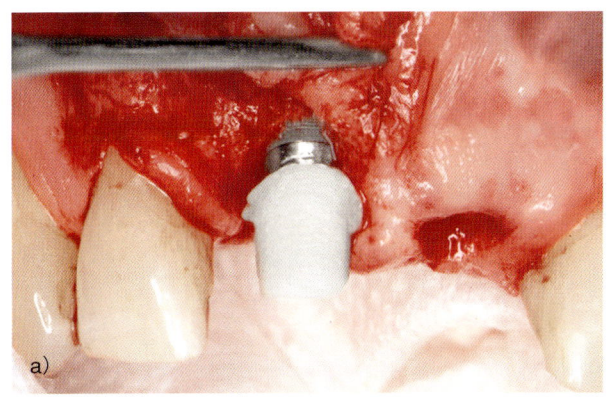

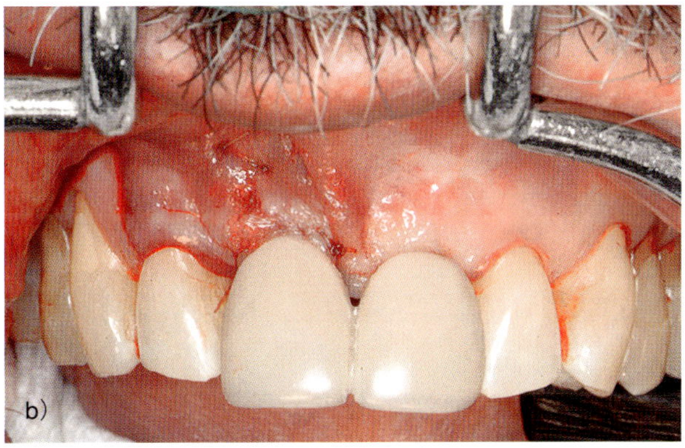

図2-4　(a)カスタム化したテンポラリーアバットメントがインプラント埋入後即時に連結された。(b)テンポラリーアバットメントに支持されたプロビジョナルレストレーション。

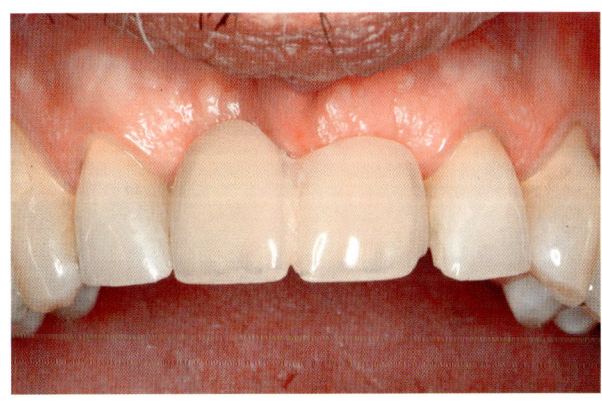

図2-5　辺縁形態修正後、再装着されたテンポラリーアバットメント。

現状ではブリッジを装着しているが、鍵となる支台歯の喪失のため、近い将来に可撤性補綴物を必要とする患者は、インプラント支持の固定性修復物を望み、可撤性義歯を使用しないですむよう願う。審美領域の単独歯欠損部に、予後不良の接着性ブリッジが装着されているような患者の場合、まさにそれが当てはまる（図2-3）。このような患者は、欠損部位に固定性補綴物を装着するために、6ヵ月間待つことなど望まないであろう。

　治療期間の短縮への要望に応えるため、インプラントヘッドの早期露出が試みられ、症例によっては暫間修復用コンポーネントによって、埋入直後のインプラントに即時にプロビジョナルレストレーションが装着された（図2-4）。この方法は成功を収めたものの（Schnitmanら1990、Balshiら1997、Beckerら2003）、かなりの時間を費やし、熟練した補綴専門医を必要とする。この方法はまた、インプラントに印象用コーピングや補綴用コンポーネントを締結したり緩めたりすることで、初期固定性を失うリスクにさらされている（図2-5）。ノーベルガイドシステムは、特にこのような臨床医の需要に応えるために開発された。本システムにより、術者は埋入直後にインプラントへの修復物装着を円滑に行うことができ、また、埋入前に修復物を製作しておくことによって、装着に必要な作業は最小限となる。このシステムの応用により、あらゆる欠損形態に対して、最終修復物の具備すべき条件に基づいたインプラントの理想的埋入位置があらかじめ術者によって決められる（図2-6）。

　埋入後、インプラントがどこに位置するかが高い精度で認識できるので、歯科技工士は最終修復物（図2-7）をインプラント手術前に製作可能であり、インプラント埋入後即時に装着できるように調整可能である。したがって、大部分の補綴および技工作業は外科処置前に完了し

第2章　ノーベルガイド・コンセプト

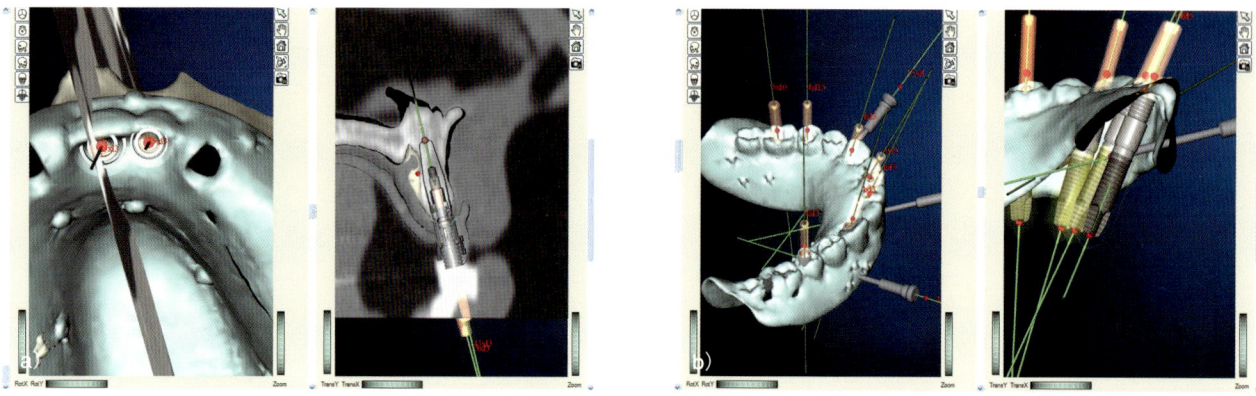

図2-6　(a)最終修復物の外形が、ラジオグラフィックガイド上に複製される。歯冠外形によって、この部分欠損患者に埋入するインプラントの位置と角度が制約される。(b)無歯顎では、アクセスホールは歯冠の基底結節か咬合面中心窩を通過させることが重要である。

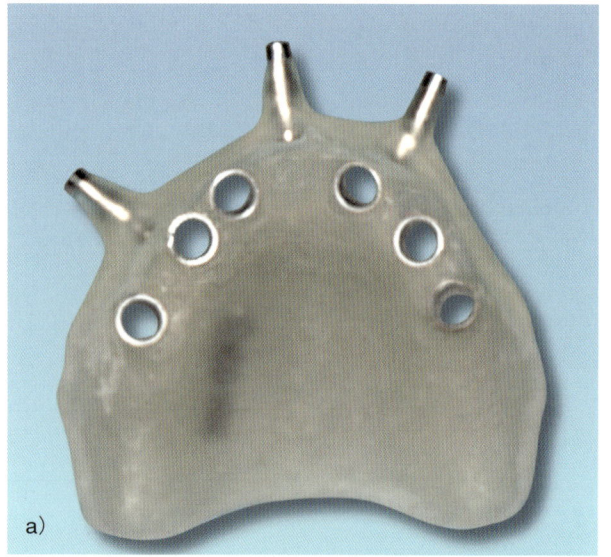

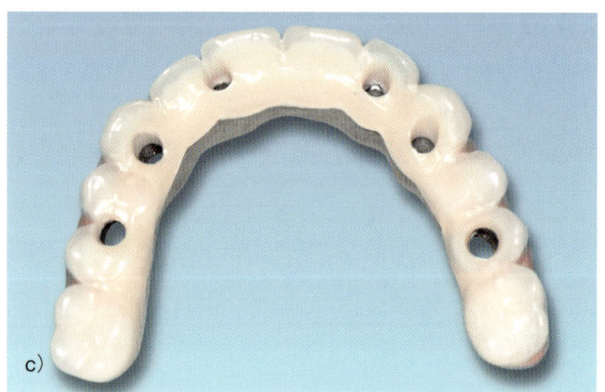

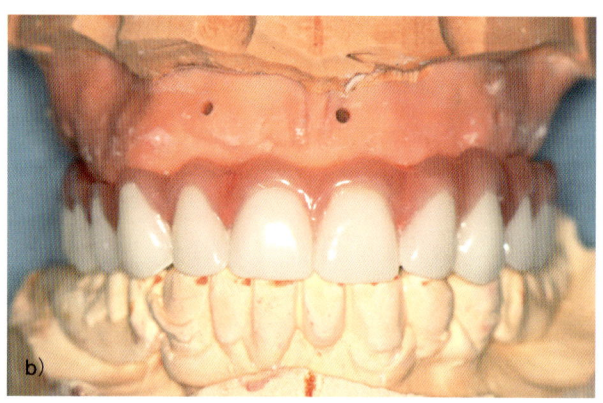

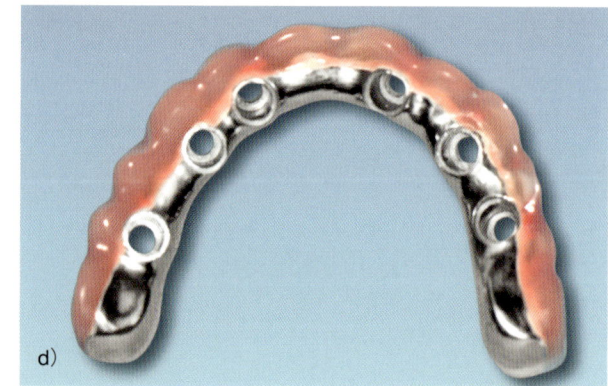

図2-7　(a)サージカルテンプレートは、主模型の製作に用いられる。(b)主模型を使用して、歯科技工士が理想的な咬合関係に歯冠を排列する。(c)望ましい位置にアクセスホールが存在する最終修復物の咬合面。(d)プロセラ・チタンフレームの粘膜面。

ている。これにより、臨床医は大幅に時間を節約することができる。インプラントの位置と角度を前もって決定するのは、モデル・ベースの計画か、コンピュータ・ベースの計画かのいずれかによって可能である。どちらの方法も最初の目標は、術者がインプラントをあらかじめ決められた位置に埋入できるようにするサージカルテンプレート(図2-8)の製作にある。

24

インプラント治療成功のための必要条件

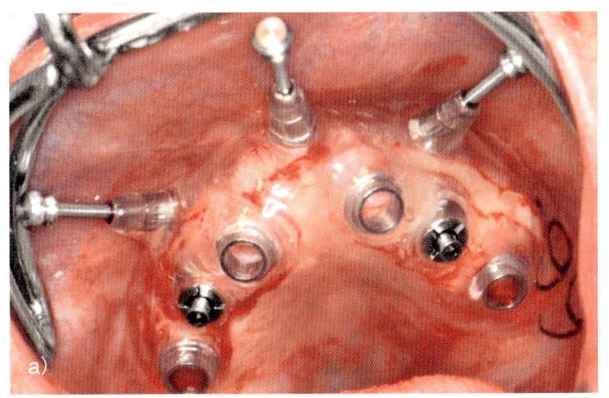 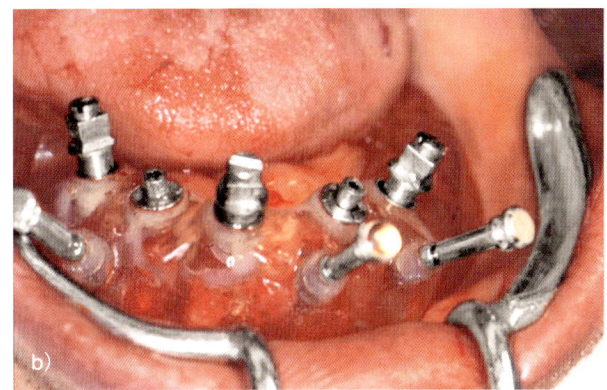

図2-8 (a)アンカーピンで固定された上顎のサージカルテンプレート。(b)すべてのインプラントがあらかじめ設定された位置に埋入された下顎のサージカルテンプレート。

インプラント治療成功のための必要条件

即時荷重に関する初期の研究(Henryら 2000、Glauserら 2001、Olssonら 2003、Rocciら 2003)から、インプラントが即時機能下で成功するための重要な必要条件が示された(Ivanoffら 2001)。初期固定の獲得、埋入直後のインプラント上のマニュアル操作の最小化、インプラント上の即時荷重の制御が、それぞれ提示された条件である。初期固定の確立は、もっとも重要な必要条件のひとつであり、周囲骨へのインプラントの生体力学的結合を通して得られ(図2-9)、初期の治癒期間中に骨界面での微小動揺を防ぐ。長期間にわたって、骨反応とインプラントの安定性に影響すると信じられているもう一つの要因として、インプラントの表面性状がある(図2-10a)。初期の生物学的反応を最適にするため、上顎臼歯部のような特に骨密度の低い部位では、表面加工されたインプラント(TiUnite™、ノーベル・バイオケア社)が、その粗面を通して初期固定性(図2-10b、c)を高め、さらに表面への早期骨反応の増強を通じて、機械研磨表面よりも早く二次固定を得ることが示されてきた(Wennerberg 1996、Larsson 2000、Schüpbachら 2005)。

即時荷重の別の利点は、2〜4週の初期の治癒期間内に、マニュアル操作によるインプラントへの外力の発生を最小限にすることである。この時期は早期の凝血形成と、凝血塊が類骨組織へと進行、成熟する重要な段階で

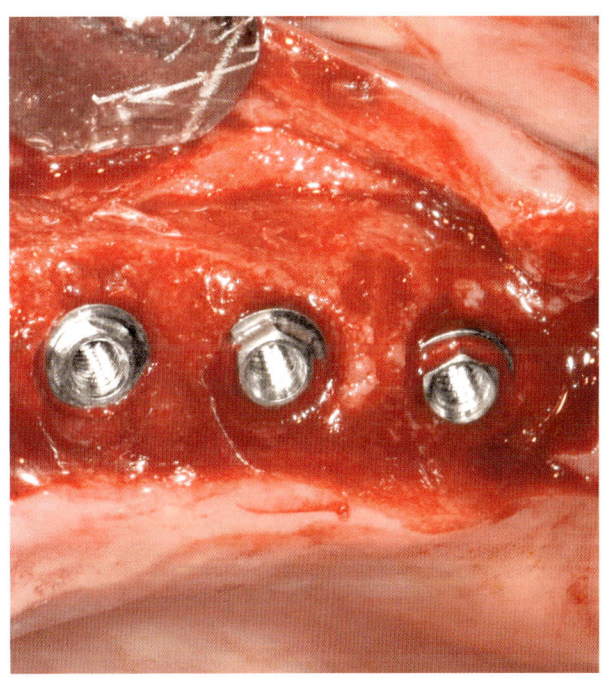

図2-9 支持骨の形成窩に密に接触したインプラントのネジ山。

ある。この重要な時期が、他の即時荷重コンセプトでは、インプラント埋入後に修復物を製作するために、侵害されることがある。このような方法では、しばしばインプラント埋入手術後2、3日目にアバットメントや印象用コーピングの着脱を要する。凝血塊が類骨組織へ転換する埋入後24〜72時間の重要な時期には、凝血は静置される必要があり、かつ動揺を予防するため、インプラントには最小限のトルクと回転力しか加えられない(Cameronら 1973、Brunski 1992)。埋入後すぐのイン

第2章　ノーベルガイド・コンセプト

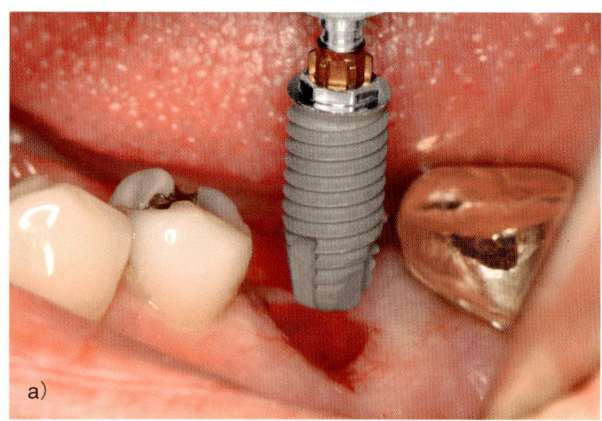

図2-10　(a)ノーベル・バイオケア社の粗面化されたTi-Unite™表面をもつインプラント。

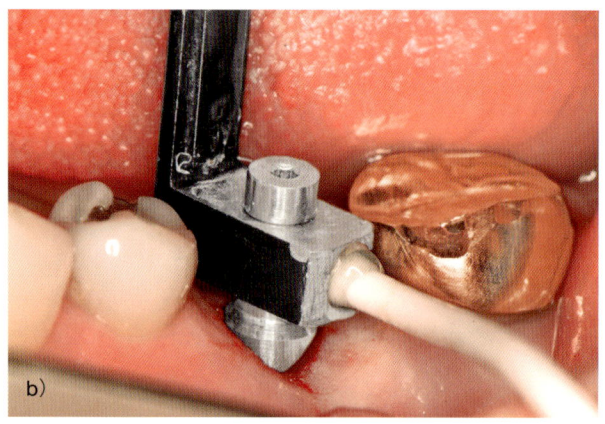

図2-10　(b)初期固定性を調べるため、インプラントにOsstell™のトランスデューサーを接続する。

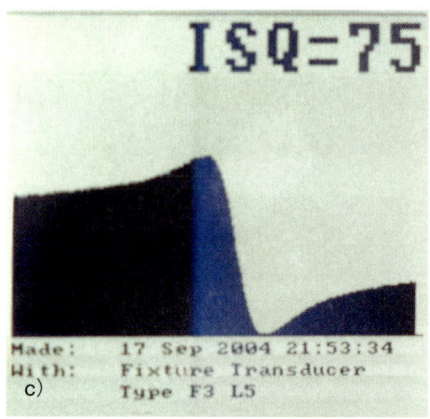

図2-10　(c)インプラント安定指数をOsstell™から読み取る。図は優れた固定性を表している。

プラントやコンポーネントへの過度の操作は、骨の治癒過程がインプラントの安定性を維持するのに十分なほど成熟するまで、回避すべきである。

ノーベルガイド・コンセプトの利点

　ノーベルガイド・コンセプトによって、術者は修復物に付与した咬合と咬合接触に関する頻繁な診査を通じて、インプラントへの荷重を制御し、非常に有害な側方力を排除することができる。埋入後即時に修復物を装着することで、側方運動時のあらゆる咬合接触を精密に診査し、かつ中心咬合位で閉口する際の垂直的な咬合接触を最小にすることが可能である。

　ガイディッドサージェリーやフラップレス手術時に、術前に製作したサージカルテンプレートを使用すると、インプラント手術に必要な時間を大幅に短縮でき、硬・軟組織は最小限の創ですむ。さらに正確な埋入を可能にし、固定性補綴物による即時機能を供給することで、患者の高い満足度が得られる（図2-11）。

　ノーベルガイドシステムは、臨床医と補綴専門医の両方の時間を節約し、インプラント埋入後、補綴治療完了に要するチェアタイムを短縮化する点で、ほかの方法や外科処置と異なる。他の即時荷重法では、インプラント埋入後、固定性修復物を患者に装着するために補綴専門医がかなりの時間を必要とする。補綴物を当日装着するために、外科処置に引き続き長時間の処置を行わなければならず、患者はもちろん、補綴専門医をも辟易させるであろう。ノーベルガイドは、実際の埋入前に修復物を製作することによって、修復にともなう操作を必要最小限にしている。したがって術者は、補綴物を製作するために、術後すぐに補綴専門医のところへ患者を戻すことなく、インプラント埋入後すぐその場で補綴物を装着することが可能となる。

サージカルテンプレート

　ノーベルガイド・コンセプトはまた、臨床医がフラップ形成なしにインプラント埋入ができるように開発されている。多様かつ重要な解剖学的構造物の位置に配慮した、きわめて精密なサージカルテンプレートの製作に、主眼が置かれている。これによって、最小限の外科的侵襲で、術者があらかじめ計画した正確な位置にインプラントを埋入できる。精密なサージカルテンプレートの製

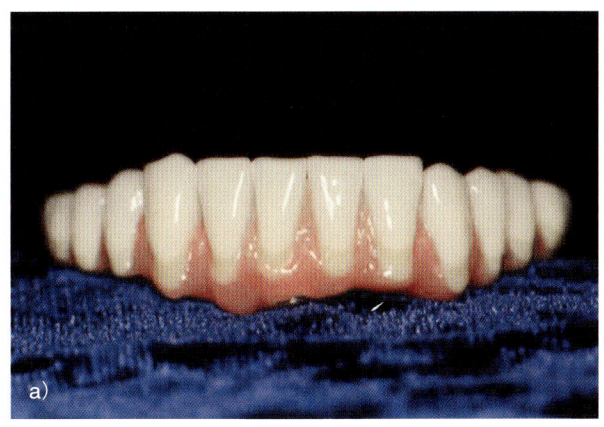
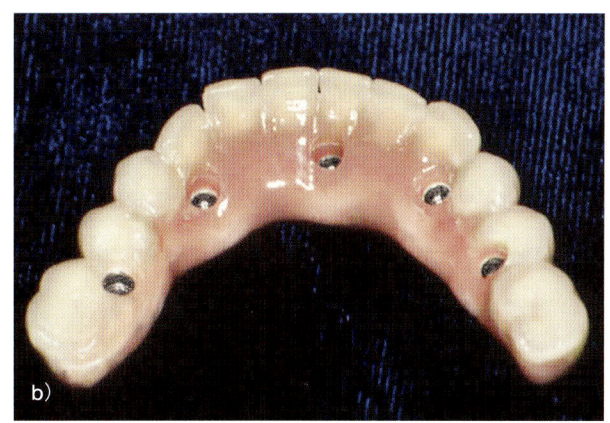
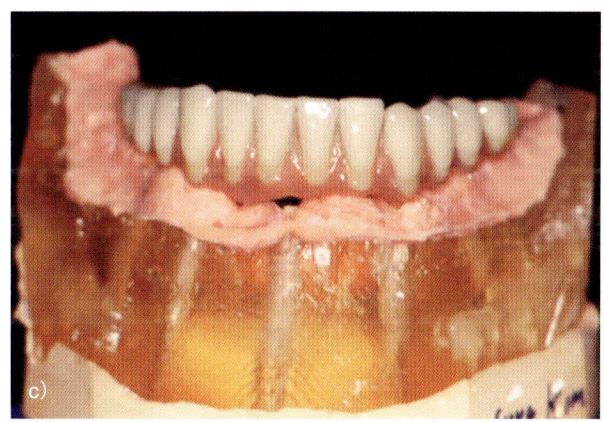

図2-11 (a)インプラント手術前に製作された最終補綴物の正面観。(b)適切な位置のアクセスホールを示す最終補綴物の舌側面観。(c)主模型に付着した最終補綴物。

作には、モデル・ベースとコンピュータ・ベースの計画の2種の方法がある。2種の方法はそれぞれ独自の条件をもつが、最終目標は同じで、望ましい位置にインプラントを埋入できるように誘導するサージカルテンプレートを製作することである。コンピュータ・ベースの計画については、第3章で詳述する。

モデル・ベースの計画

研究用模型を製作するため、精密印象を必要とする。この模型により、欠損部位にインプラントアナログが設置される。欠損部の歯肉厚径が、マッピングガイドを用いて口腔内で測定され、主模型に転写される（図2-12）。マッピングでは7個の測定点が記される。すなわち頬側に3点、舌／口蓋側に3点、歯槽頂中央に1点である（図2-13）。測定値は分割模型に転写され、そこで7点をつなぎ、歯肉組織の厚み分を正確に石膏模型から取り除く（図2-14）。いったん石膏を削除したら計測済みの分割部分を基底に戻し、歯肉用シリコーンを削除面に注入し、患者の欠損部顎堤の正確な状態を複製する（図2-15）。

コンピュータ・ベースの計画

コンピュータ・ベースの計画は、可能な限り厳密に最終補綴物の寸法を複製した精密なラジオグラフィックガイドを必要とする。この診断法では、デュアルCT法を用いる。ここでは、高い精度でコンピュータ処理された患者の口腔解剖モデルを製作するため、走査画像が0.5mmごとの切断面で撮られる。最初のスキャンは、スキャニングの際にラジオグラフィックガイドが理想の垂直的咬合関係にあるようオクルーザルインデックスを使用し、患者がガイドを装着した状態で撮影する（図2-16）。適正な垂直的咬合関係を確立し、これを維持することは重要である。なぜなら、ソフトウェアによる計画にて製作されたサージカルテンプレートは、ラジオグラフィックガイドの複製そのもので、術中ここでの垂直位置に固定されるからである。特許ソフトウェアプログラム、プロセラシステム（Procera® system）は、X線不透過性マ

第2章　ノーベルガイド・コンセプト

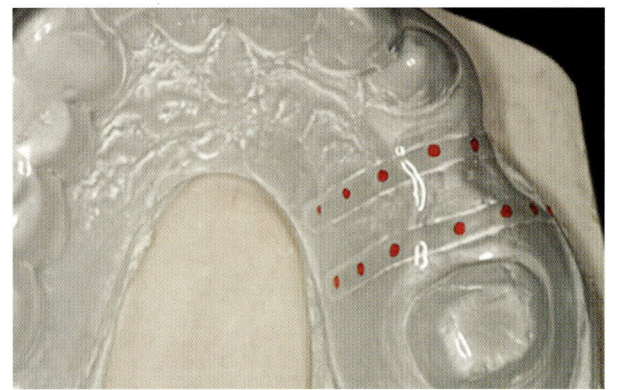

図2-12　7つの測定点を示す、主模型上で製作されたマッピングガイド。頬側3点、口蓋に3点、歯槽頂中央に1点ある。

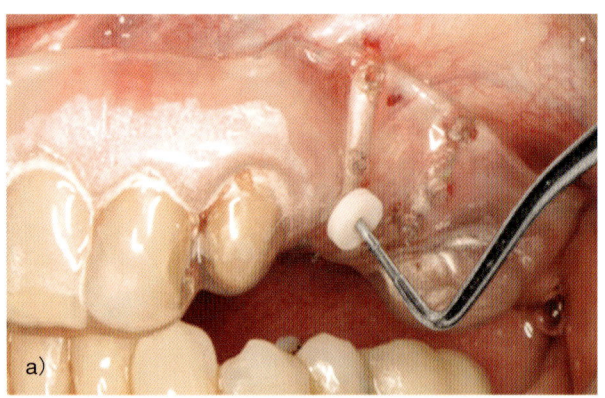

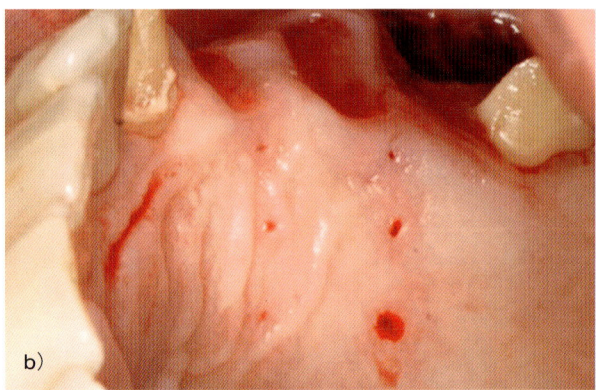

図2-13　(a)歯肉厚径を設定するため、鋭利なプローブを使用し、マッピングガイドを通して頬側3点のうち1点に挿入する。(b)2本のインプラントのためにマッピングされた口蓋の3点。

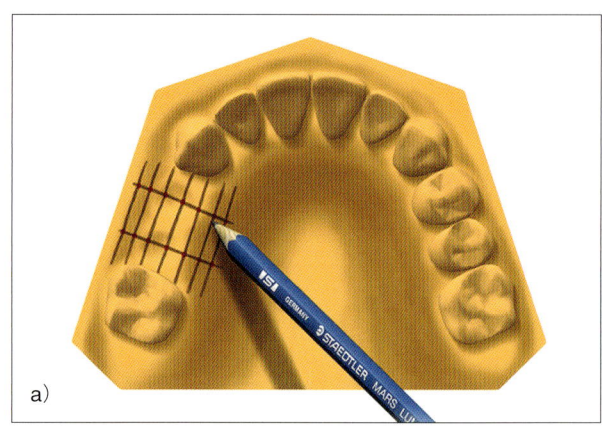

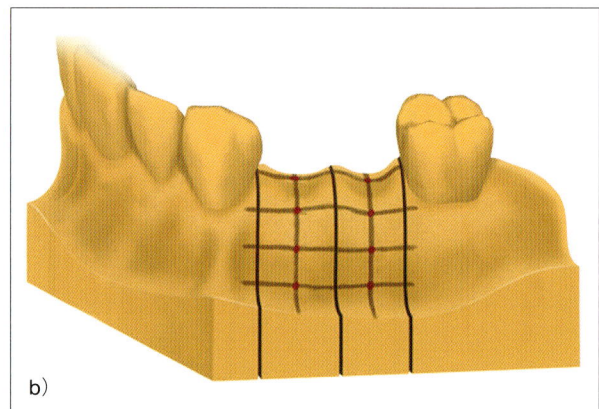

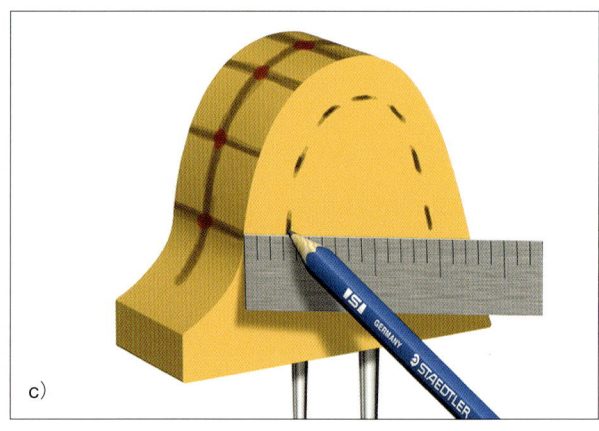

図2-14(a〜c)　インプラント1本ごとに、7つの測定点が主模型に転写・記入される。

ーカーを照合して2種の走査画像を重ね合わせることによって、CTデータを変換し、その結果、補綴物が骨組織上に認識される（図2-17）。この変換によって、利用可能な骨内の適切な位置と角度でインプラント埋入を設定できる（図2-18）。

　計画されたインプラントの位置は、きわめて精密なサージカルテンプレート（図2-19）によって捕捉される。このテンプレートは、CTデータからコンピュータ支援設計／製造（CAD/CAM）を用いて迅速に原型を加工する方法によって製作される。無歯顎患者と、補綴物もしくはラジオグラフィックガイドのみというデュアルスキャニング法に基づいて、歯槽弓全体の軟組織厚径が、光造

28

付加的考察

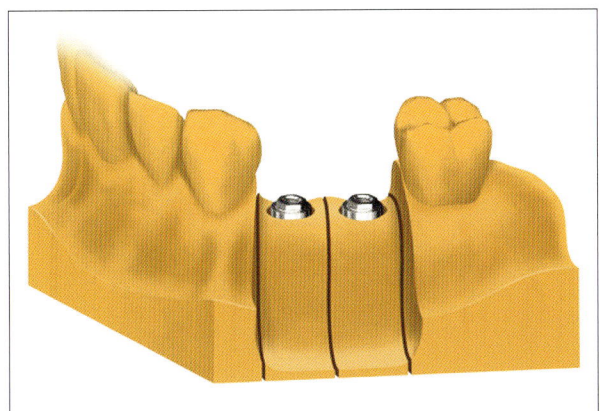

図2-15 模型を削除し、歯肉厚径に近似した石膏の厚み分を取り除く。

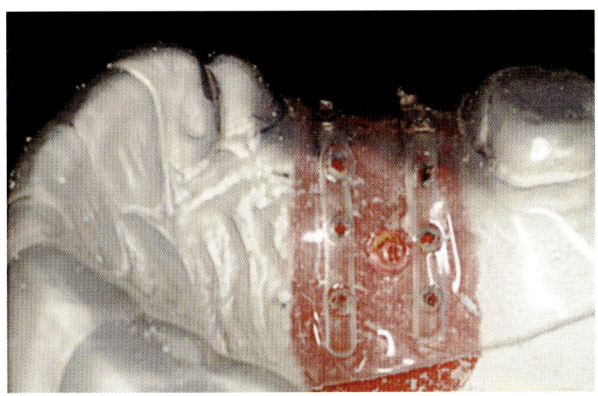

図2-16 ラジオグラフィックガイドとオクルーザルインデックスを装着して、スキャニングする。

形模型上に複製される(図2-20)。ソフトティッシュモデルは、修復物のフレームワークの高さや外形をカスタム化するために製作される。

付加的考察

即時荷重について検討する際の、その他の重要な要素として、インプラントと咬合に対する補綴物の適合性がある。これら2つの要素の重要性については、第5章でより詳細に論じる。今ここでは、中心咬合位での過剰な咬合接触を最小にし、側方運動時の接触をなくすことと同様、補綴物のフレームとインプラントの間に、可能な限りパッシブフィットを達成することがいかに重要かを

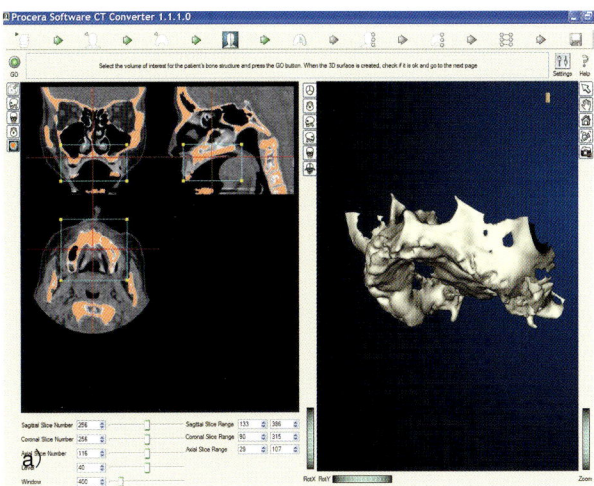

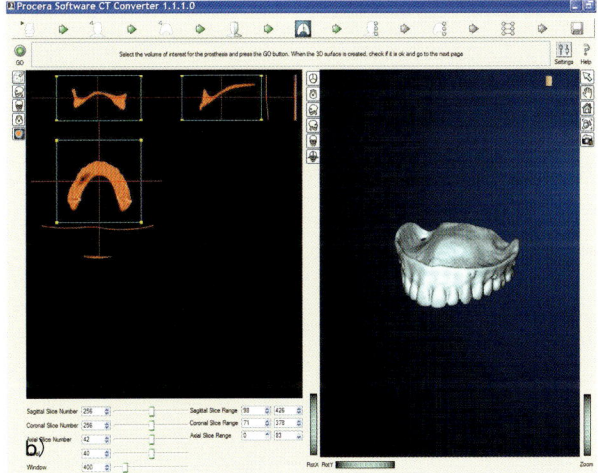

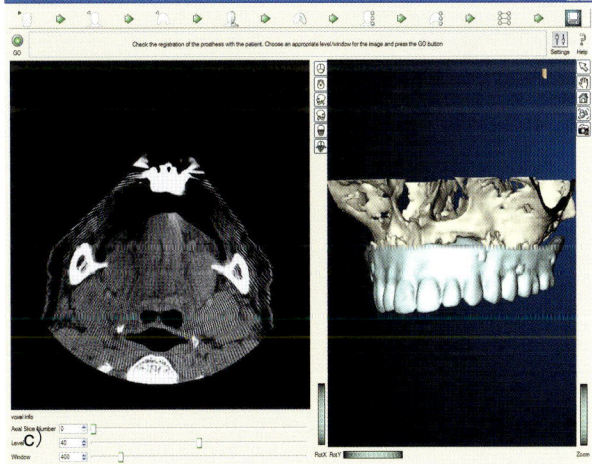

図2-17(a～c) プロセラソフトウェアによる計画では、ラジオグラフィックガイド内のX線不透過性マーカーと、患者の骨組織を示す走査画像とが照合される。

理解することである。他の要素として即時荷重の予後になうのは、咬合に関する習癖、すなわちブラキシズムや機能時の咬合力、骨格性不正咬合、さらには歯肉組織

第2章　ノーベルガイド・コンセプト

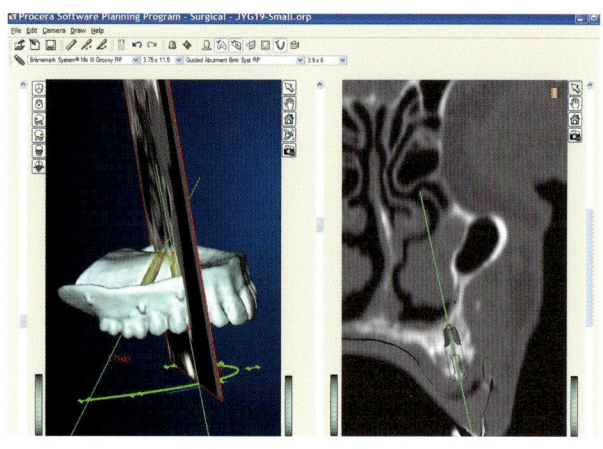

図2-18　インプラントは望ましい位置に埋入される。さらに重要なのは、それが利用可能な骨内に、補綴物外形に誘導されて行われることである。

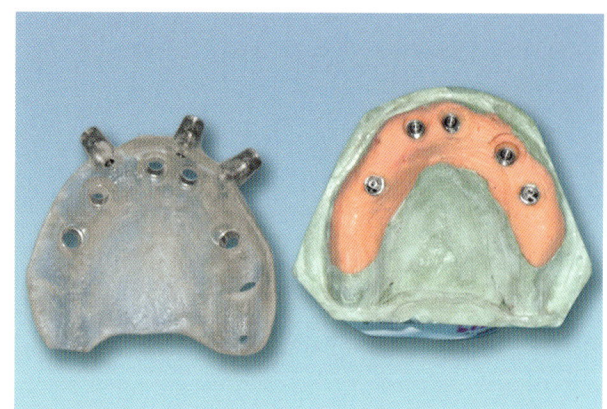

図2-20　ソフトティッシュ材つきの主模型。

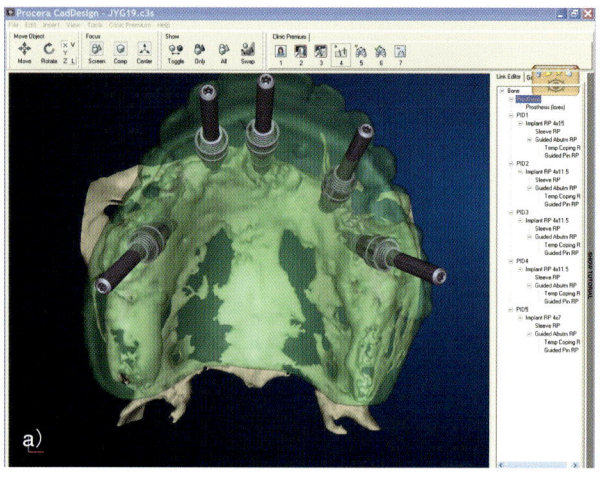

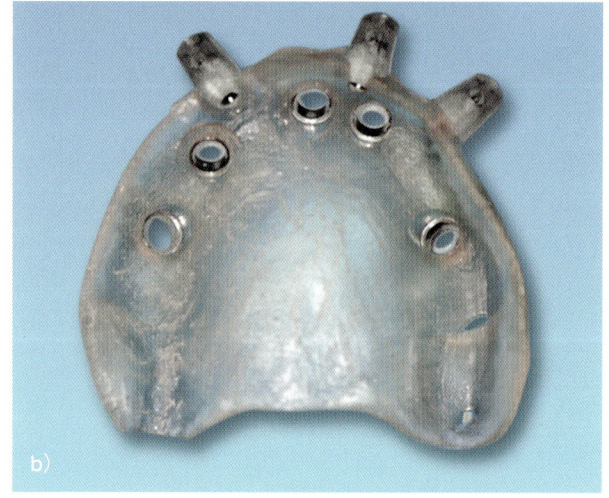

図2-19（a、b）　すべてのデータがプロセラソフトウェアに入力されると、サージカルテンプレートの複製が製作される。

の健康状態である。即時荷重で最上の成果を上げるには、これらの要素について検証を要する。

結論

　他の即時荷重コンセプトと比較した、ノーベルガイドシステムの利点を述べる。

・最小限の侵襲下でのフラップレス手術により、手術時間を短縮できる。

・サージカルテンプレートを用いて、望み通りの位置に、より正確にインプラントを埋入できる。

・治癒期間を短縮し、術後の腫脹・不快感を軽減する。

・ガイディッドサージェリーと、CTでの生体組織の正確な位置確認のため、リスクおよび偶発症が少なくなる。

・外科処置前に補綴物を製作することで、埋入後、補綴治療のチェアタイムが短くなり、補綴操作も少なくてすむ。

・装着する補綴物が、事前に承認された修復装置の色調や外形と一致するので、審美的要件を満たすことができる。

・臨床のあらゆる状況に対して、口腔機能の回復について完全な解決法を提供する総合的で唯一のシステムである。

参考文献

Balshi TJ, Wolfinger GJ. Immediate loading of Brånemark implants in edentulous mandibles: a preliminary report. Implant Dent 1997;6:83-88.

Becker W, Becker BE, Huffstetler S. Early functional loading at 5 days from Brånemark implants placed into edentlulous mandibles: a prospective, open-ended, longitudinal study. J Periodontol 2003;74:695-838.

Brånemark P-I, Hansson BO, Adell R et al. Osseointegrated implants in the treatment of the edentulous jaw. Experience from a 10-year period. Scand J Plast Reconstr Surg Suppl 1977;11:16:1-32.

Brunski JE. Biomechanical factors affecting the bone-dental implant interface. Clin Mater 1992;3:153-201.

Cameron H, Pilliar RM, Macnab I. The effect of movement on the bonding of porous metal to bone. J Biomed Mater Res 1973;7:301-311.

Glauser R, Portmann M, Ruhstaller P, Lundgren AK, Hammerle CHF, Gottlow J. Stability measurements of immediately loaded machined and oxidized implants in the posterior maxilla. A comparative clinical study using resonance frequency analysis. Appl Osseointegration Res 2001;2:27-29.

Glauser R, Lundgren AK, Gottlow J, Sennerby L, Portman M, Ruhstaller P. Immediate occlusal loading of Brånemark TiUnite implants placed predominantly in soft bone: 1-year results of a prospective clinical study. Clin Implant Dent Relat Res 2003;5(Suppl 1):47-56.

Henry PJ, Tan AES, Allan BP, Hall J, Johansson C. Removal torque comparison of TiUnite and turned implants in the greyhound dog mandible. Appl Osseointegration Res 2000;1:15-17.

Ivanoff C-J, Widmark G, Johansson C, Wennerberg A. Histological evaluation of bone response to oxidized and turned titanium micro-implants in human jawbone. Int J Oral Maxillofac Implants 2003;18:341-348.

Larsson C. The interface between bone and implants with different surface oxide properties. Appl Osseointegration Res 2000;1:9-14.

Olsson M, Urde G, Andersen JB, Sennerby L. Early loading of maxillary fixed cross-arch dental prostheses supported by six or eight oxidized titanium implants: results after 1 year of loading, case series. Clin Implant Dent Relat Res 2003;5(Suppl 5):81-87.

Rocci A, Martignoni M, Gottlow J. Immediate loading in the maxilla using flapless surgery, implants placed in predetermined positions, and prefabricated provisional restorations: a retrospective 3-year clinical study. Clin Implant Dent Relat Res 2003;5(Suppl 1):29-36.

Schnitman PA, Wohrle PS, Rubenstein JE. Immediate fixed interim prostheses supported by two-stage threaded implants: methodology and results. J Oral Implantol 1990;2:96-105.

Schnitman PA, Wohrle PS, Rubenstein JE, DaSilva JD, Wang N-H. Ten-year results for Brånemark implants immediately loaded with fixed prostheses at implant placement. Int J Oral Maxillofac Implants 1997;12:495-503.

Schüpbach P, Glauser R, Rocci A, Martignoni M, Sennerby L, Kundgren AK. The human bone-oxidized titanium implant interface: a light microscopic, scanning electron microscopic, black-scatter scanning electron microscopic, and energy-dispersive X-ray study of clinically retrieved dental implants. Clin Impl Dent Rel Res 2005;7(Suppl 1):36-43.

Wennerberg A. On surface roughness and implant incorporation [PhD thesis]. Department of Biomaterials/Handicap Research, Göteborg University, Sweden, 1996.

第3章

手術計画
Surgical planning

Marcus Dagneild, Jean Veltcheff

訳／宇野澤秀樹

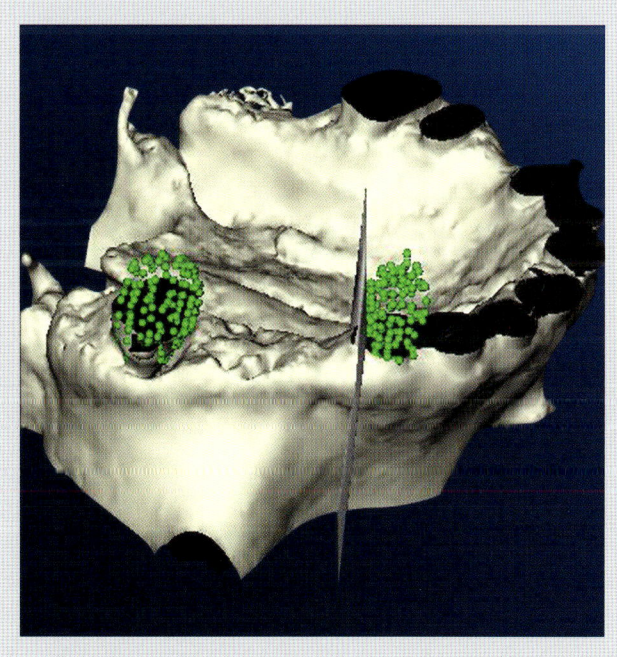

第3章　手術計画

コンピュータ・ベースサージェリーの概略

最終的な補綴処置のため、咬合力、咬合高径およびリップサポートを考慮し、粘膜骨膜弁を形成して、適切な骨量、骨質が存在する部位にドリルを用いて明視野にインプラントを正確に埋入することは、インプラント外科手術の基本であるが、CT（Computer Tomography）の発展により、近年では多くの恩恵がもたらされている。

ノーベルガイド・コンセプト（Verstrekenら 1996、van Steenbergら 2002、2004、2005）の導入により、良好な補綴治療結果が得られるようになった。すなわち、最終的な補綴物が理想的な機能や審美的な要件を満たすよう、適切なインプラントの長さの選択および埋入角度の設定が可能になった。またCTの応用により、上顎洞底、鼻腔底、血管や神経の走行など、重要な解剖学的構造物が、非常に正確かつ詳細に把握できるようになった（Willi 2005）。

現代のインプラント治療においては、患者個々の状況を十分に踏まえて治療計画を立案することが重要である。ノーベルガイド・コンセプトは、即時荷重を前提としていることがユニークな特徴の一つではあるが、通常の診断、治療計画の立案にも有効である。骨質が悪く骨量に乏しい症例でも、三次元的に詳細な解析を行えば、早期あるいは遅延荷重を選択することにより対応可能となる。

プロセラシステム

プロセラソフトウェアはノーベルガイドとともに用いられるが、コンピュータによるガイディッドサージェリーのみならず、プロセラコーピング、アバットメント、プロセラインプラントブリッジ（Procera® Implant Bridge）の設計など、技工操作に関しても優れた機能を持つ。

このソフトウェアは7つの特徴的なアイコンをツールバーに使用することにより、可能な限り単純な操作で、コンピュータ・ベースによる外科手術が計画できるようになっている（図3-1）。CTに基づく三次元的な画像解析により、外科手術の計画が容易に行える。

本章では、今までとは別次元ともいえる、詳細な患者の解剖学的解析画像について供覧する。また、従前のようにサージカルガイドの製作なしに手術を行う際、難症例でも最適なインプラントの位置決定を行えることは、臨床医にとって大きな手助けとなる。プロセラソフトウェアには広範な機能が存在するので、治療計画ツールとしての使用法も併せて述べていく。

第2章から第6章までは、ノーベルガイド・コンセプトに基づく操作手順について記載している。コンピュータ・ベースによる外科手術の計画を行う前に、これらの基礎的項目を十分に理解することが、満足な治療結果を得るためには必要不可欠である。いかなる歯科治療においても、治療計画を立案する前が大事な段階で、ノーベルガイドを応用する場合でも同様である。特にノーベルガイドによる治療を行うには、適応症であるかどうかを見極めることがたいへん重要である。

ノーベルガイドの説明と理解のために、本章では実際の症例を通じ、一般的な操作の流れ、ソフトウェアの独自性を提示していく。

コンピュータ・ベースの操作手順

プロセラソフトウェアではまず、ノーベルガイドで治療を行う患者であることを認識させることに始まる。そして単独歯欠損や部分欠損、さらには無歯顎症例であれ、ラジオグラフィックガイドの製作が必要となる（第2章参照）。このことにより、プロセラソフトウェアを利用したノーベルガイドによる治療が進んでいく。

操作手順は、ソフトウェアによるアイコンに基づき、次の7つのステップに分かれる。
1．患者情報の入力と編集。
2．プロセラソフトウェアを開始、CTデータの変換。

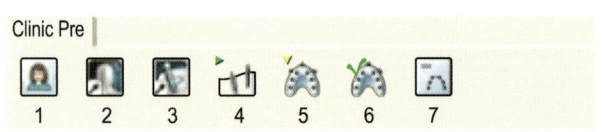

図3-1　プロセラソフトウェアのツールバー。ノーベルガイドのコンセプトに基づき、7つのステップに分かれている。

3．プロセラソフトウェアの「planning program」を開き、「surgical planning」を選択。
4．CAD（computer-aided design）のために外科的な計画データを取り込む。
5．サージカルテンプレートの製作。
6．サージカルテンプレートの確認。
7．手術に必要な製品（ドリル、器材）の確認、手術計画書の印刷。
　→サージカルテンプレートや外科・技工処置に必要な製品の発注。

　もし、このソフトウェアをたんに治療計画目的だけに使用するなら、後半の4つのステップは不要となる。
　ラジオグラフィックガイドは、どうしても満足な骨の質や量が存在せず、旧来の埋入方法に頼らざるをえない場合を除いて、計画した位置に理想的な角度をもってインプラントを埋入するうえで有用である。

1．患者情報の入力と編集

　ラジオグラフィックガイドの準備ができたら、患者の登録を行う。一度登録すれば、以降は登録番号（ID）で個人の識別・管理が可能になる。
　生年月日など、術者側が管理すべき患者の重要なデータは、IDによって判別される利用者のみが閲覧できるようになっている。このIDによってノーベルガイドによる治療のすべてのステップを管理することができ、特にサージカルテンプレートの製作に役立つ。IDからコンピュータ画像の計画データを取り込むことにより、製作が容易になる。
　多くの国でプライバシーにかかわる患者データを、インターネット上でやり取りすることに厳しい規制を設けているが、IDで管理することによりその条件を満たしている。
　IDが登録されたならば、放射線科への患者依頼票を作成する。正確な撮影条件を満たすために、後述するダブルスキャンテクニック（第2章参照）を行う前に、準備したラジオグラフィックガイドとバイトの記録を患者に持参させる。

ダブルスキャンテクニック

　ノーベルガイドは、ダブルスキャンテクニックを使用している。これはすなわち、それぞれに断層撮影を行い、それを重ね合わせることである。（1）まずは患者の口腔内にラジオグラフィックガイドを装着し、オクルーザルインデックスの介在により正しいポジションに固定した状態で、1回目の撮影を行う。ラジオグラフィックガイドが欠損部位と軟組織の双方を、正しいオクルーザルインデックスにより、断層撮影中適正な位置に保つことができる。（2）次に、ラジオグラフィックガイドのみを紙、もしくは他の材質の箱で固定して2回目の撮影を行う。
　患者の軟組織の透過度はラジオグラフィックガイドの影響を受けるので、ガイド外形の口腔外でのイメージを正確に持っていなければならない。
　この断層撮影を行う前に、放射線科医や技師に基本的なノーベルガイドのコンセプトを理解してもらうことが大事である。正確なラジオグラフィックガイドとバイト記録なしに、適正なCT撮影はありえない。ラジオグラフィックガイドについてさらに言及すれば、指標となる部位に、ガッタパーチャによるマーカーが過不足なく填入されている必要がある。ソフトウェアはこれらのマーカーを元に、ガイドによって位置決定された2つの画像を重ね合わせる。そのことが正しい手術用ガイドの製作につながっていく。
　通常CTからもたらされたデータは、軸面方向のスライス画像による二次元的なデータで構成されている。これらを一度DICOMデータとして保存する。仮想画面でのコンピュータ・ベースによる手術設計を行うには、さらに二次元的なデータに変換する必要がある。

2．プロセラソフトウェアにおける三次元変換処置

　プロセラソフトウェアにおける2番目のステップ、すなわちCTデータの変換に入る。軸面でのスライス画像から三次元的な変換することにより、実際の外科的な計画を立てる前に、さまざまな視覚的データがもたらされる（図3-2）。
　図3-2の左画像には患者とラジオグラフィックガイドの、それぞれの軸面スライス画像が示されている。この

第3章　手術計画

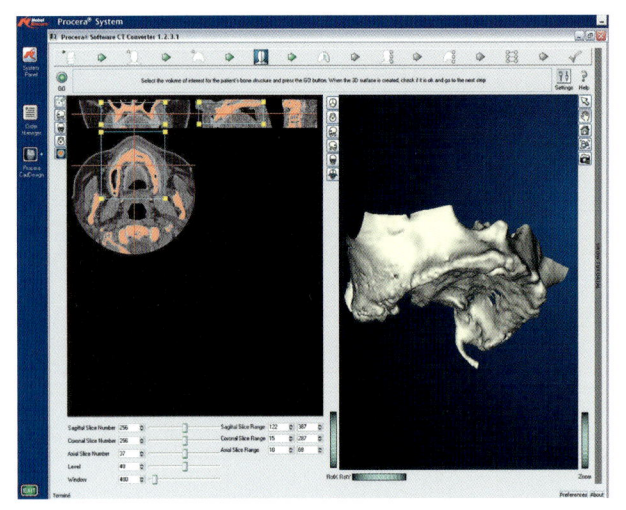

図3-2　プロセラソフトウェアにおけるCTデータから三次元モデルへの変換画面。右側に三次元モデルと任意に設定されるリスライスの断面画像を示す。

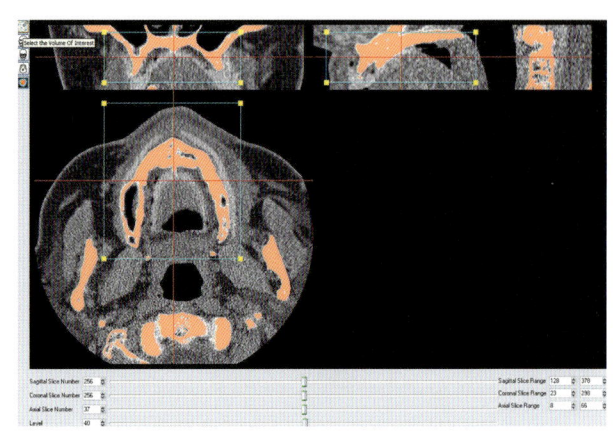

図3-3　三次元モデルへの変換時の不要なデータの削除。後の外科的な手術計画に役立つ。

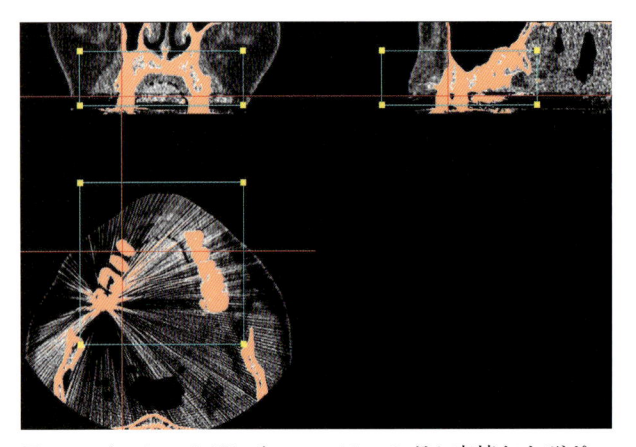

図3-4　パーシャルデンチャー、アマルガム充填およびポーセレン焼付鋳造冠（PFM）などが装着されている部分欠損症例では、CT撮影の際、金属による障害像発生の危険性がある。三次元モデル製作時には、金属冠や充填物の部分のデータを除去することができる。オリジナルのスライスデータは保存されているので、手術計画の際にはまた利用することができる。

データは治療計画のすべての局面で元になるデータであり、垂直や接面方向、またはパノラマX線写真に準ずるスライス画像を設定する基本にもなる。

骨の三次元モデルが構築されたならば、一部のスライスデータはもう不要となる。不要なデータを削除することによって、上顎を例にとると、手術に必要な部位のみがより一層わかりやすくなる（図3-3）。

無歯顎症例であれば、CTデータの変換作業をそのまま進めても何ら問題がない。しかし、アマルガム充填やポーセレン焼付鋳造冠（PFM）装着をともなう部分欠損症例では、散乱線の影響を受けている危険性がある。散乱線の影響を受けないようなスライスカットの方向へ、断層撮影時に患者を位置設定することにより、基本的には回避することができるが、場合によっては、金属冠や充填物の部分のデータを除去することも一考である（図3-4）。

外科手術の計画にあたりもっとも重要な情報は、インプラントを埋入する欠損部位と、隣接する歯根の状態である。三次元モデルの中では消去されてしまっていても、前述したようにオリジナルのスライスデータを利用できるわけであるから、手術計画の際には十分反映させなければならない。

骨とラジオグラフィックガイド双方の最良な三次元モデルが構築されると、ガッタパーチャによるマーカーの位置をもとに、プロセラソフトウェアは自動的に2つの画像を重ね合わせる（図3-5）。

骨とラジオグラフィックガイドの両方の三次元モデルにより、補綴処置に即した、最適な位置へのインプラントの埋入計画が可能となる。2つの三次元モデル画像を重ね合わせた際の双方の間の距離は、ラジオグラフィックガイドの正確な口腔内装着によりもたらされた、患者の軟組織の厚さを表している。

コンピュータ・ベースの操作手順

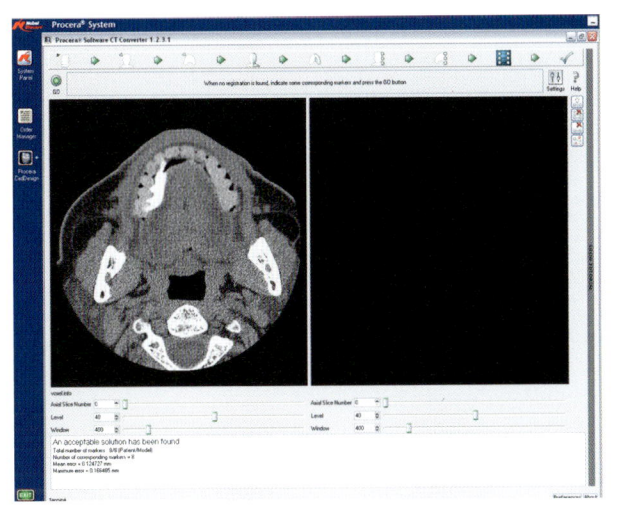

図3-5 プロセラソフトウェアはガッタパーチャによるマーカーを自動的に認識して、2つの画像を重ね合わせる。位置の認識は非常に正確である。

図3-6 プロセラソフトウェアによる手術計画の概要。左：三次元ビューアの使用。右：スライスビューアの使用。

3．外科手術の計画

外科手術の計画にあたっても、プロセラソフトウェアは独自な活用ができる。患者の解剖学的な分析が多方面から、また非常に正確に行うことができるので、骨を有効に活用する外科手術（bone-saving implant surgery）につながる。

ノーベル・バイオケア社製のさまざまなインプラントの埋入計画を立てるにあたっては、三次元ビューアとスライスビューアを同時に使用することができる。スライス面は軸面、垂直、接面方向、またはパノラマX線写真に準じた方向に設定できる。症例にもよるが、一つのスライス面を設定すると手術の想定にあたり有用であるので、これより述べていく。

外形の設定

外科手術計画の画面で、2つの異なるウィンドウを開く。三次元ビューアでは上顎や下顎の重要な構造物の状態を、回転あるいはズームにより把握する。

一方、スライスビューアは垂直的なスライス面の表示により、インプラントの位置決定に役立つ（図3-6）。

このステップに現れるツールバーによって、さまざまな構造物やその断面を画面に出したり消したりすること

図3-7 外科手術計画の際に画面に現れるツールバー。さまざまなスライス方向が設定されるばかりでなく、距離や角度計測、また重要な器官には線を引いたり、目印をつけたりすることができる。

ができ、あらゆる方向からの解析による治療計画が可能になる。また、このツールバーには距離や角度の計測機能や、重要な器官や目印のポイントなどを強調する機能も備わっている。さらには、アバットメントを装着した状態も想定できるので、より一層の症例解釈に役立つ（図3-7）。

バーチャル・リージュリー

咬合やラジオグラフィックガイドを参考に、三次元モデルに直交するリスライス画像上で最適な位置を想定して、インプラントの埋入位置が計画される。画面上の種々の操作を行い、インプラントの位置や角度を調整することによって、ドリリングのステップが擬似体験できる。

無歯顎症例では、上部構造がスクリュー固定かセメント固定かによって、ガイディッドアバットメントのアクセスホールの位置が異なるので、正確な埋入設定をしなければならない（図3-8）。

37

第3章　手術計画

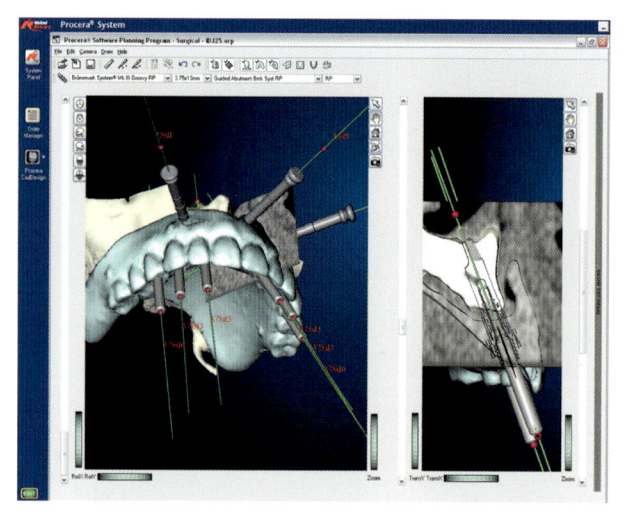

図3-8　上部構造の形態に応じたインプラントの理想的な位置と角度の設定が可能である。

　前述したように、難症例のインプラント治療においてこそ、あらゆる局面でプロセラソフトウェアを積極的に使用すべきである（図3-9）。このソフトウェアによりもたらされる手術用ガイドは、ドリルのブレが防止できるので、安全かつ正確な手技が可能となり、患者の骨を損なうことなく、有効に利用することができる。設計に忠実なインプラントの埋入より、インプラントレベルおよびアバットメントレベルにおける印象採得を、問題なく行うことができる。

　固定性パーシャルデンチャーにおいては、インプラントの埋入を簡便化するためには、できる限り平行に位置を設定する。インプラントの埋入位置設定は、三次元モデルを回転させたり、さまざまなスライス面をスクロールしたりして容易に確認することができる。また頬側、舌側にインプラントのスレッドが露出をしていないか、同様な方法でチェックできる。

　上顎では上顎洞、鼻腔、切歯管などの解剖学的な境界が、ある程度インプラント埋入の参考になる。下顎ではさらに、上顎と同様に重要な器官への障害を避けようとすると、明瞭な埋入ポジションの限界が認識される。ソフトウェアに含まれるいくつかのツールは、これら重要な器官に画像上で目印をつけ、際立たせることができる。下歯槽管の外形やその近心で形成されるループを描出しておくと、臨床上大きな参考となり、神経血管束へのリスクを回避できる。

　部分欠損症例であれば、隣接歯の歯冠や歯根の位置を点で描出することができる。CTデータの変換ステップの際（ステップ2）に述べたように、アマルガム充填やPFMは、軸面のスライス画像上に障害像をもたらす。そのため、症例によっては、有効な三次元モデルの構築のためにこれらのデータを削除する場合がある。もしそうであっても、最初のデータ、すなわち元のスライス画像に戻れば、歯冠の正確な外形がわかる（図3-10）。

　骨質や骨密度を把握したいのであれば、絶対的な指標とはいえないが、Hounsfield値（HU）を算出することもできる。HUを参考にするのも良いが、やはり個々の患者に対して一般的な診査方法を組み合わせ、すなわちX線診査、触診、骨の吸収状態や全身状態などをふまえ、総合的に骨質を判断するのが望ましい。埋入手術の際には初期固定のトルク値がもっとも重要であり、TiUnite™表面のように表面性状が改良され、オッセオインテグレーションの獲得に有利になった最近のインプラントであっても同様である。軟らかい骨質においても、可能な限り高い初期固定が得られるように努める。

　ノーベルガイドでは、サージカルガイドの固定を水平のアンカーピンで行う。顎堤の状態にもよるが、無歯顎症例ではおおむね3本までで固定する。このピンによる固定は、インプラント埋入と同じ方法で容易に行える。しかし、ラジオグラフィックガイドの口腔前庭部における形態、とりわけピンの配置が適切でなければならない。下顎であれば舌側へ、上顎であれば口蓋側へのピンによる穿孔は、絶対に避けなければならない。同部での血管損傷は最悪の場合、生命を脅かすような重大な出血をきたす。

　ノーベルガイドは、骨量の著しく乏しい症例には禁忌となる。骨吸収が進み骨質も良くない症例では、従来通りフラップの形成をして手術を行う。そのような場合でもソフトウェアを活用し、骨の位置、形態を把握する。

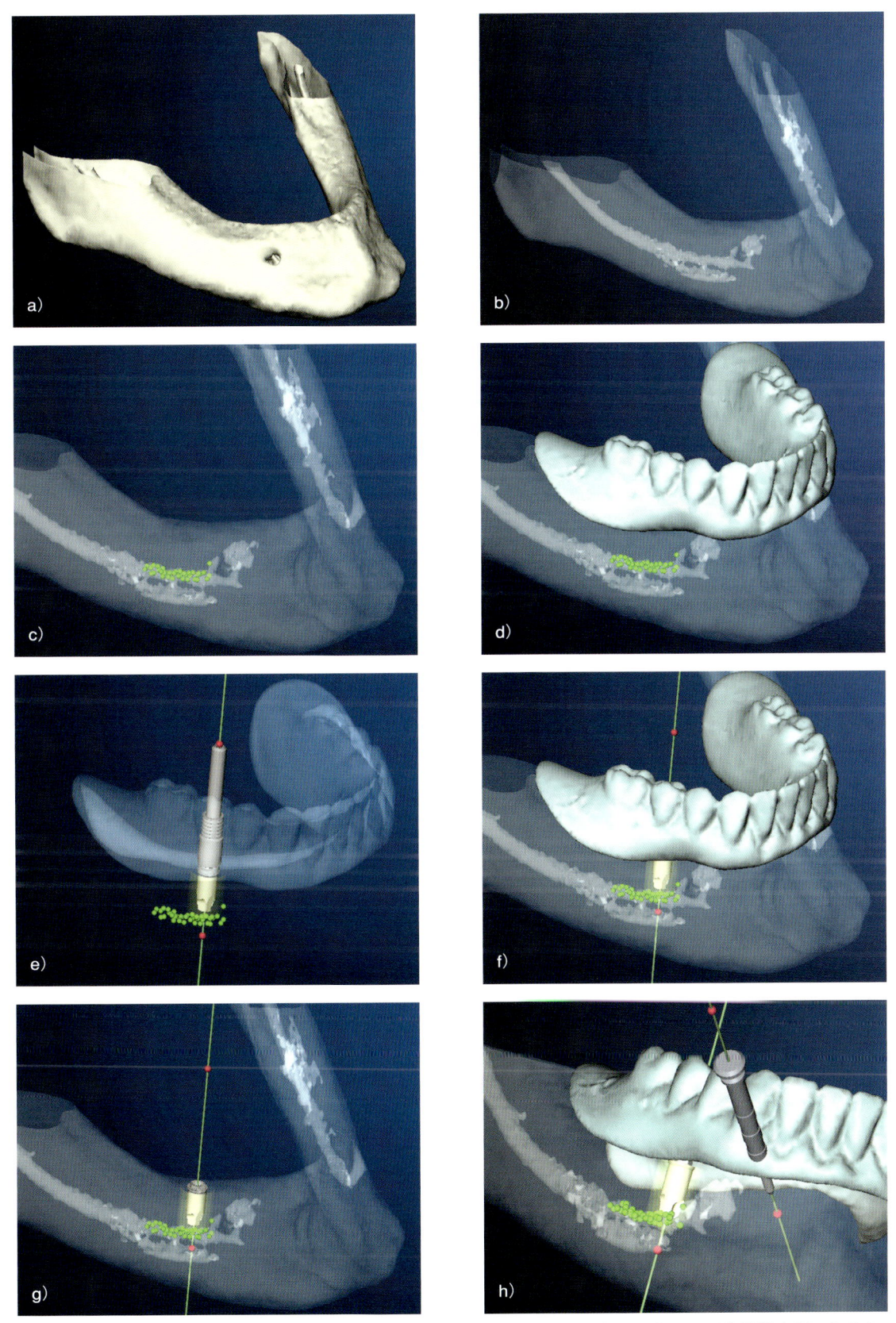

図3-9(a〜h) ソフトウェアに含まれる機能により重要な器官を描出することができる。下歯槽管を例にとると、その外形を骨を透過した状態、あるいはその逆の状態でも把握できる。神経血管束を可及的に損傷しないようなドリルの長さや、サージカルテンプレートの位置決定に役立つ。

第3章　手術計画

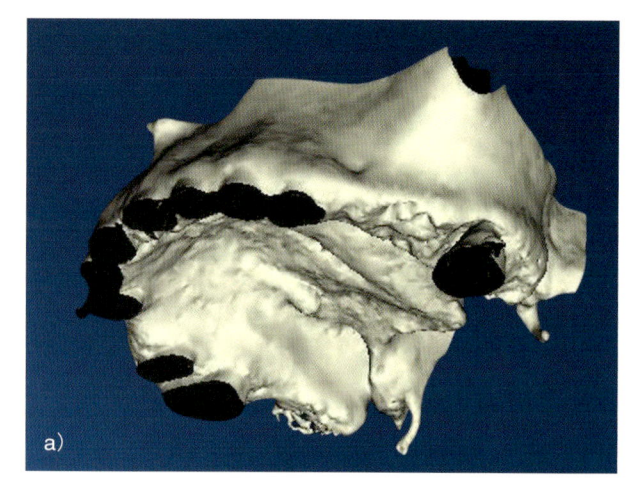

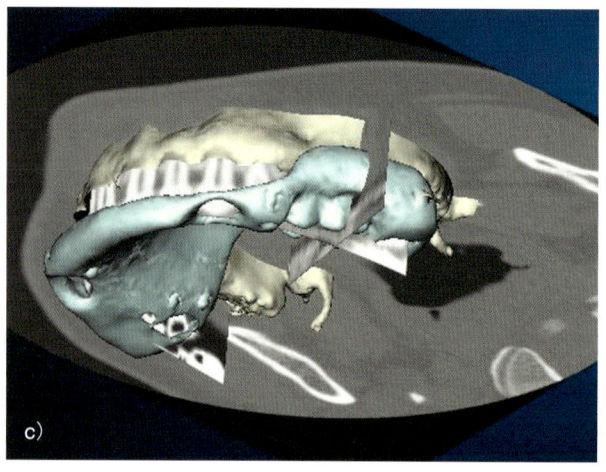

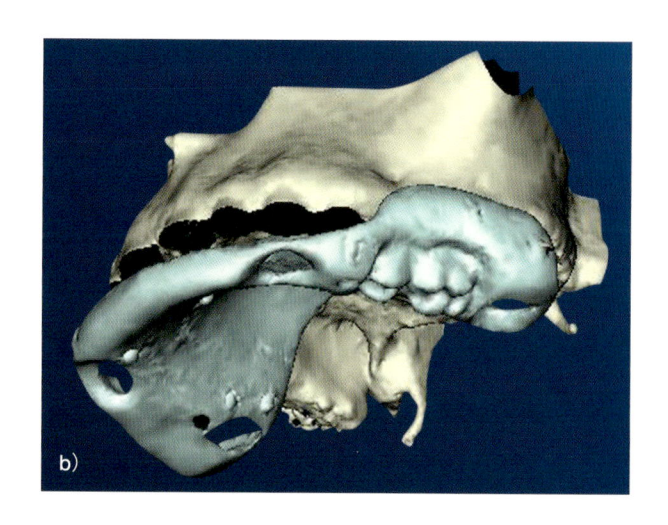

図3-10（a〜c）　障害像となりうるPFMのデータを消去して製作した、部分欠損症例の三次元骨モデル。元のCTデータは保存しているので、いつでも使用できる。

症例1：女性、36歳

　患者はしばらく歯科治療を受けておらず、治療を受けた際も笑気麻酔による鎮静下での処置であったようである。最近までうつ病のために投薬を受けていた。カリエスと歯周炎による欠損部位に対して、インプラント治療を行うことに同意を得た。デンタルX線診査より、第二小臼歯、第一大臼歯相当部に問題があることがわかった（図3-11-a〜c）。
・左側下顎第一大臼歯は歯冠崩壊が著しく、また根尖性歯周炎が認められた。炎症により口腔内、口腔外ともに腫脹をともなっていた。
・左側上顎第一大臼歯においても根尖性歯周炎が存在し、カリエスの状態も大きく、保存不可能と診断された。
・二次カリエスの部位には、破折している部分が存在した。
・辺縁性歯周炎は、患者の年齢にしては進行した状態にあった。

　まず、抜歯を行い、パーシャルデンチャーを装着した（図3-11d）。歯科衛生士が歯周病のコントロールをしたのち、充填処置を行った。そして欠損部位（第二小臼歯、第一大臼歯）へのインプラント治療を行うこととした。
　患者からの申し入れは、左側上顎の欠損については審美的に気になる部位なので治療を受けたいが、下顎については費用の関係で難しいとのことであった。彼女は不安性で、歯科治療に恐怖心を持っていたので、なるべく外科的侵襲を少なく、またチェアに座っている時間も短くする必要があった。以上から、ノーベルガイドによる

コンピュータ・ベースの操作手順

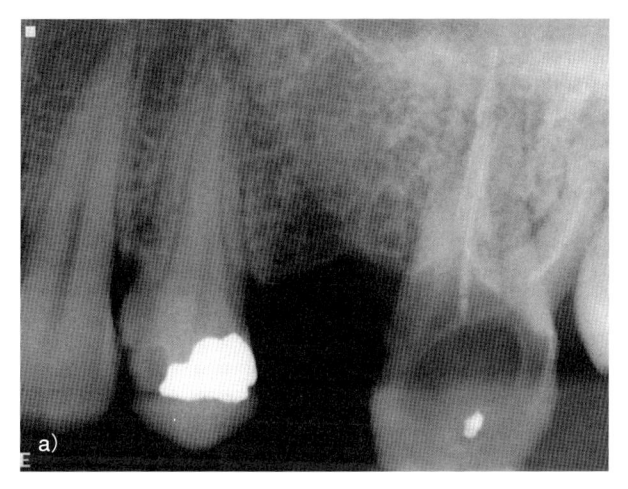

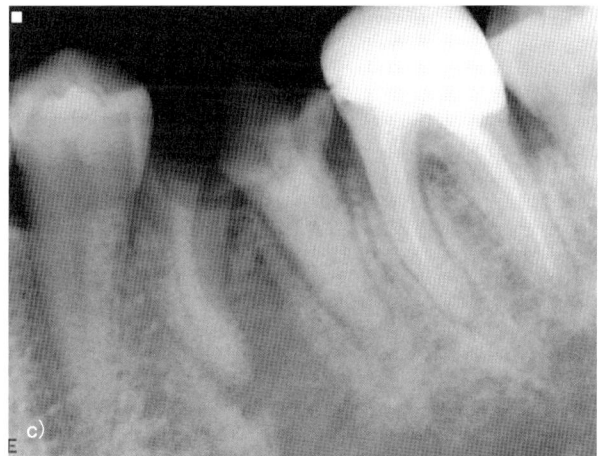

図3-11(a～c)　術前のデンタルX線写真。左側上下第一大臼歯に広範なカリエスと破折部を認める。歯周病も進行している。

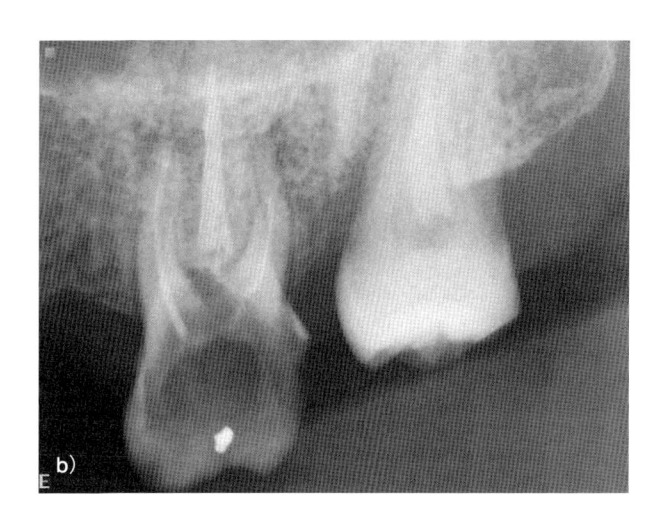

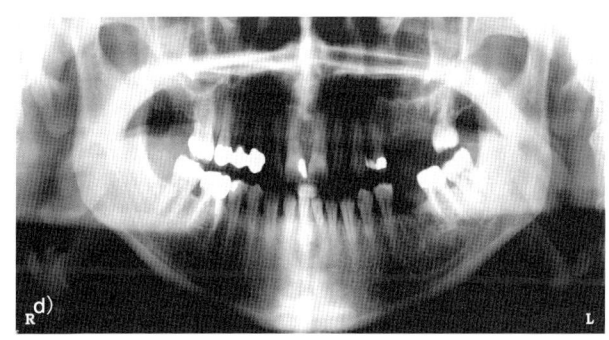

図3-11(d)　抜歯後6ヵ月のパノラマX線写真。

治療を選択した。

　ラジオグラフィックガイドを製作したのち、CTのダブルスキャンを行った。プロセラソフトウェアによる三次元構築を行ったところ、骨量、骨質とも良い状態であることがわかった(図3-10)。

　部分欠損症例では、障害像を避けるために、PFMやアマルガム充填の、軸面スライス画像の情報を除去することを再三述べてきた。この症例でも第一小臼歯のPFMが障害像となるため、三次元構築の際そのデータを削除していたが、プロセラソフトウェアのツールを使用して歯冠と歯根を点で描出した。

　インプラントの埋入にあたっては、絶対に歯根に接触してはならない。そのことをふまえ、さらに正確を期す

には、スリーブの部分まで計算に入れて、十分なスペースが取れるように、サージカルガイドの設計を行わなければならない(図3-11e～g)。

　左側第二小臼歯相当部は、当初の想定より長いインプラントが埋入可能であることがわかった(図3-11h)。

　三次元画像に戻り、直行するリスライス画像で、上顎洞側方の骨の状態が把握できる。その形態を踏まえ、ノーベルリプレイスのテーパード、RPで13mmのインプラントを選択することとした。第一大臼歯相当部では上顎洞底部の骨へ、バイコーチカルでインプラント固定が可能であると想定され、実際にもその通りの結果が得られた(図3-11i～k)。

第3章　手術計画

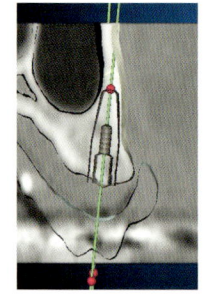

図3-11(h)　ラジオグラフィックガイドを参考に計画したところ、左側上顎第二小臼歯相当部は予想より長いインプラントが埋入可能となった。リプレイスのテーパード、RPの13mmを選択。理想的な埋入位置と角度である。

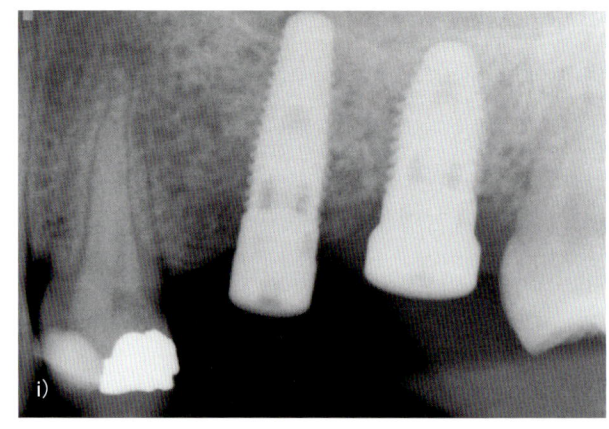

図3-11(i)　術直後のデンタルX線写真。プロセラソフトウェアでの計画通り、理想的な位置で埋入されている。ヒーリングアバットメントを装着し、3ヵ月の治癒期間を置いた。

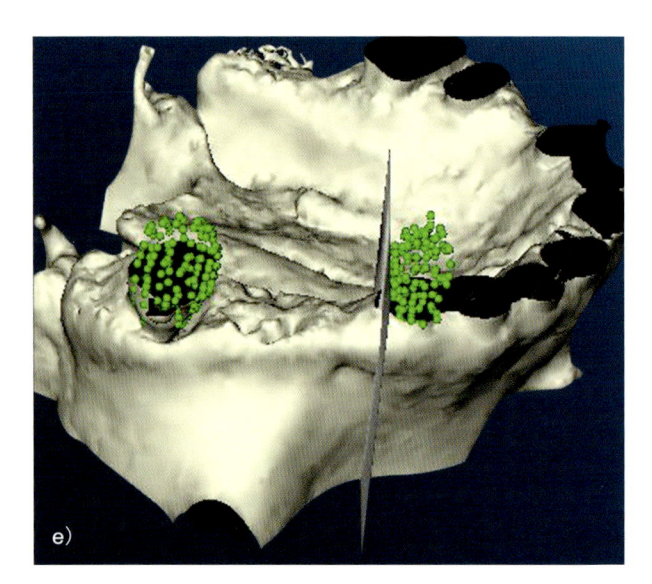

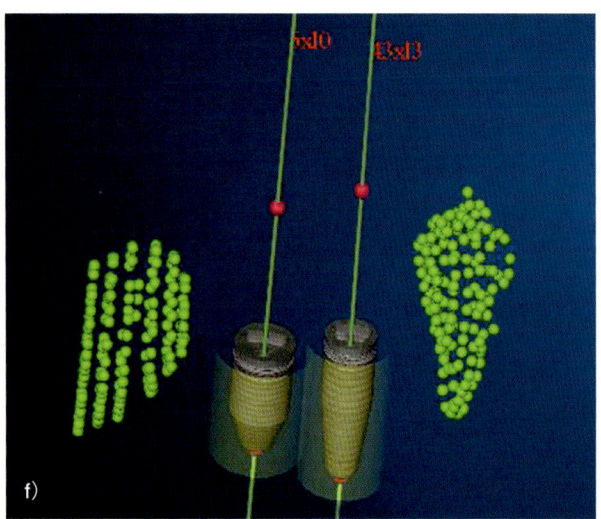

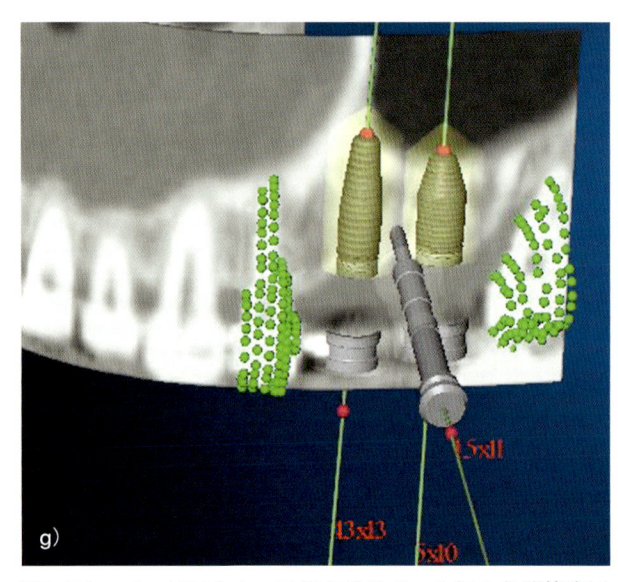

図3-11(e〜g)　ソフトウェアにおけるツールにより隣接歯冠や歯根の状態を視覚化できる。サージカルテンプレート製作についてのスペースの確認や安全な手術につながる。

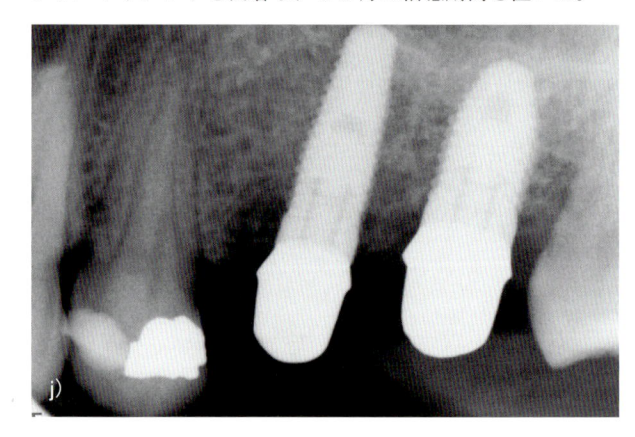

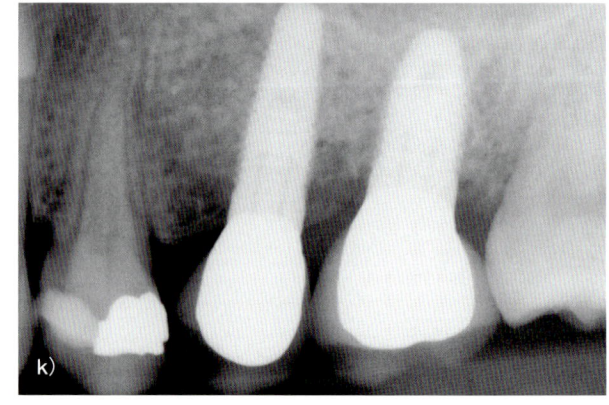

図3-11(j、k)　術後3ヵ月におけるアバットメントとクラウン試適の際のデンタルX線写真。アバットメント、クラウンともにジルコニアを使用している。

コンピュータ・ベースの操作手順

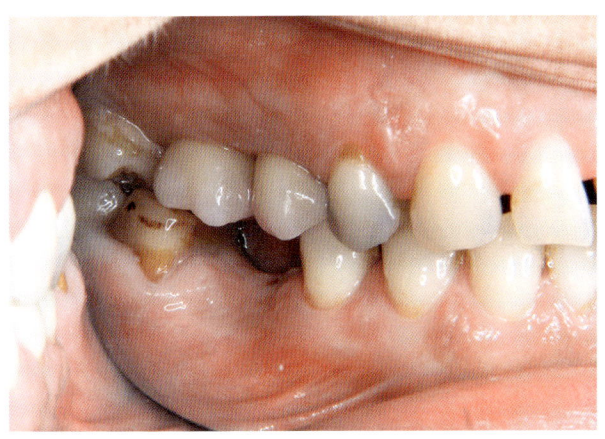

図3-11(l) 治療終了時の口腔内写真。審美的にも機能的にも患者は非常に満足している。費用の関係から、左側下顎第一大臼歯部のインプラントと第二大臼歯の補綴治療はいずれ行うことにした。

症例2：女性、90歳

次の症例は他院からの依頼による、上顎無歯顎の患者であった（図3-12）。患者は固定性の補綴物を希望していたので、インプラントによる治療を検討した。最初のX線診査で十分な骨量が存在するように思われたため、ノーベルガイドによる治療を選択した（図3-12a）。

プロセラソフトウェアによる三次元構築を行うと、吸収が進行し、非常に薄い歯槽堤の部分が存在することがわかった（図3-12b）。外科的な計画を立ててみると、ちょうどインプラント埋入に望ましい位置であった。埋入シミュレーションをしてみると、やはり骨量に限界があり、インプラントのスレッドが露出してしまった。そのため、フラップ形成を行い、明視野で手術を行うこととした（図3-12c）。

この症例では、ソフトウェアを診断と治療計画の立案のみの目的で使用した。そして補綴的にもっとも望ましく、また骨質・骨量ともに適した位置を見つけることができた。実際の手術中、フラップの形成後に漸次写真撮影を行い、三次元モデルとどの程度一致しているか、また多少なりとも違いはあるのかを、比較検証した。図に示すように、インプラント埋入により骨が側方へ押し広げられ、口蓋側ではスレッドが露出し（図3-12d〜g）、また、頬側ではインプラントが透けて見えるような状態であった。避けなければならないことであったが、1ヵ所に失敗をきたした。このように骨質が悪く、しかも初期固定が不確かな症例では、プロセラソフトウェアによ

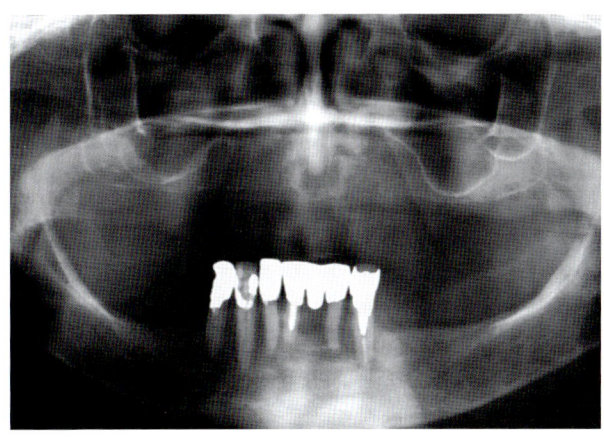

図3-12(a) 術前の診査では骨質、骨量ともに問題ないであろうと思われた。

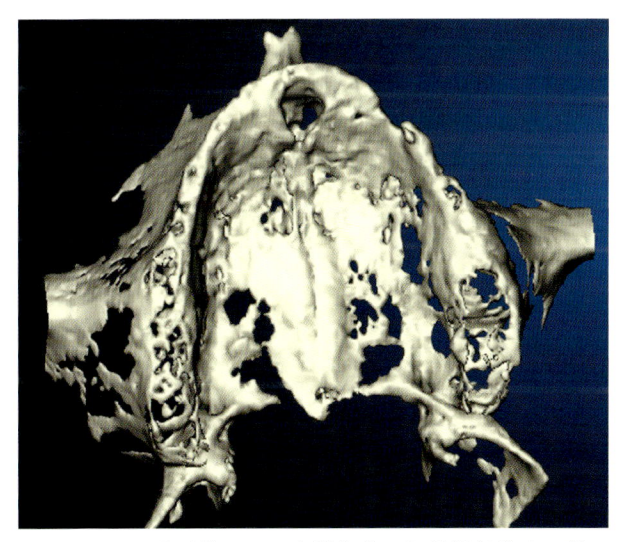

図3-12(b) 三次元骨モデルを製作すると吸収が進み、薄い歯槽骨の部分が存在する。

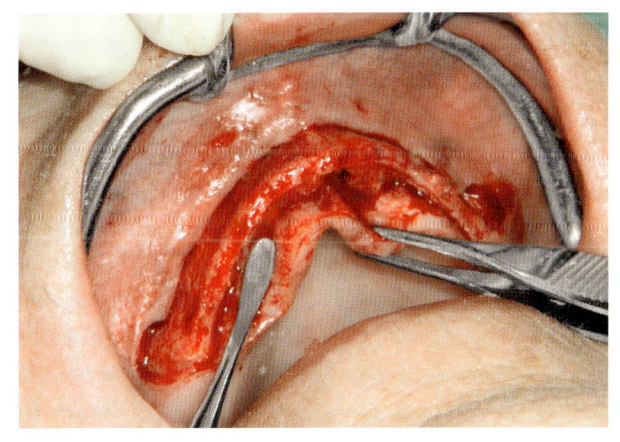

図3-12(c) 外科手術計画後、従来のようにフラップ形成を行った状態。ソフトウェアでの解析と一致している。

る十分な診査を行い、骨の幅径・高径ともに適した予備の埋入ポジションを探しておいてから外科的な計画に含めるとよい（図3-12h〜i）。

43

第3章 手術計画

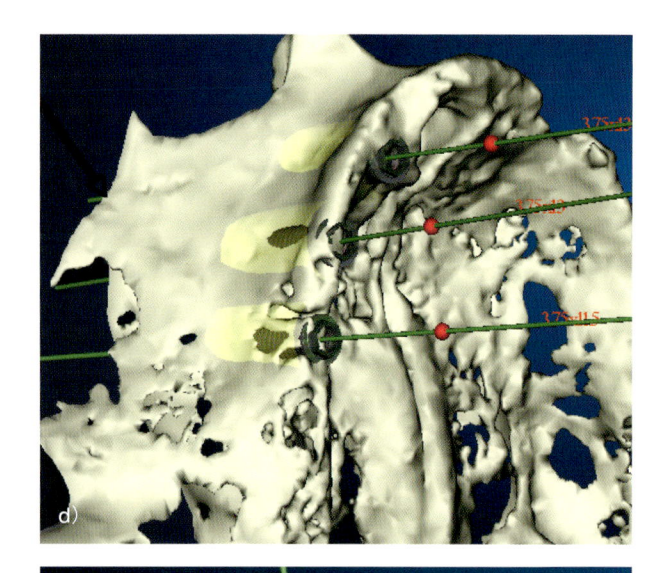

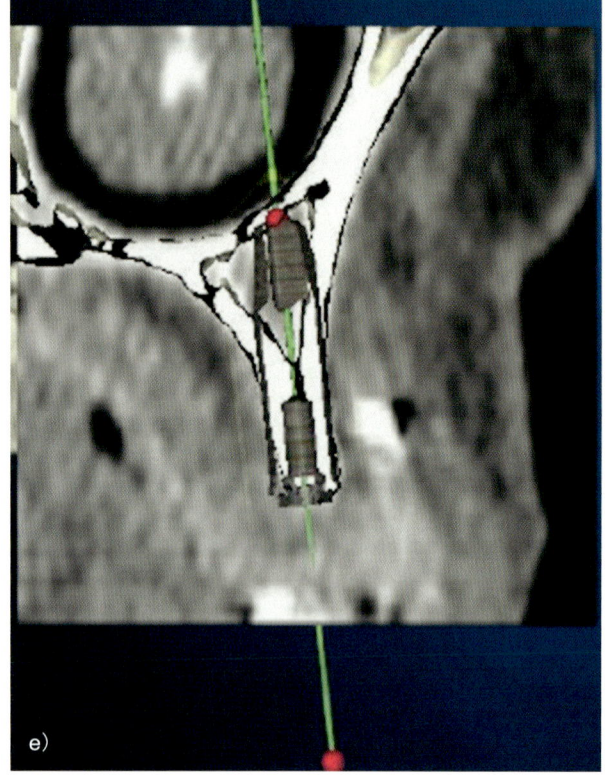

図3-12（d、e） ブローネマルクシステムMkⅢのRPを選択したところ（d）、頬側、口蓋側ともにスレッドが露出した。

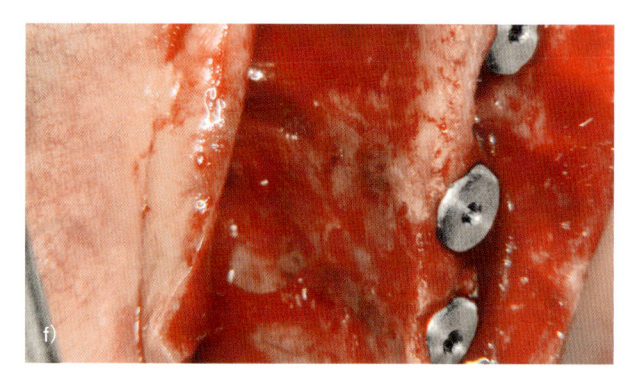

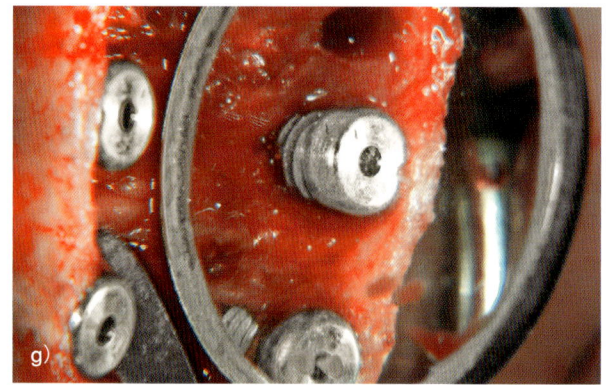

図3-12（f、g） インプラント埋入の術中写真。歯槽骨の幅ギリギリでの埋入であり、頬側ではインプラントが透けて見える。（g）失敗に至った位置のインプラントの状態。正確な判断は従来通り明視野で行わなければならない。

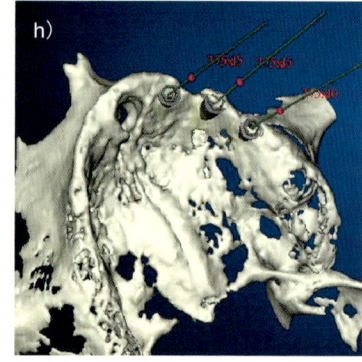

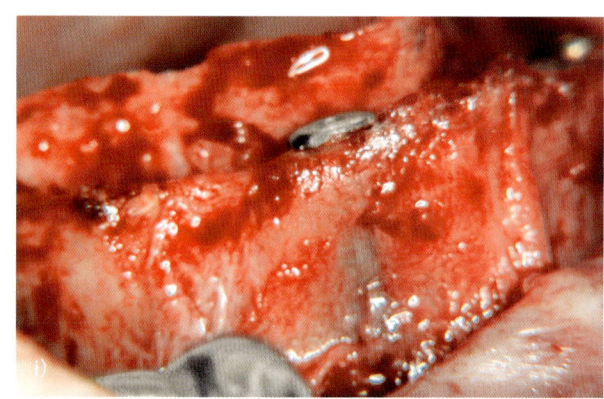

図3-12（h、i） プロセラソフトウェア上での想定と同様に、実際の手術でも頬側、口蓋側ともにスレッドの露出が見られる。

44

補綴的な考慮

　ノーベルガイドによる治療の成功は、術前の準備にかかっているといっても過言ではない。まずはパノラマX線写真にて、できればデンタルX線写真も一緒に撮影して、抜歯を行った部位や、根尖性あるいは辺縁性歯周炎によるダメージがあった部位が確実に治癒しているかを、CT撮影を行う前に確認しなければならない。

　骨のリモデリングや軟組織の治癒には時間がかかるので、移植手術やフラビーガムの除去が必要であれば、ラジオグラフィックガイドの製作前に、十分な期間を取って行わなければならない。この時点で誤差が生じると、サージカルガイドの維持が甘くなる。また、プロセラソフトウェアでは誤った軟組織の厚さを認識してしまい、インプラントの埋入位置が不適切になったり、補綴物に不適合が生じたりする。時にはハードリライニングのために追加の印象が必要な事態にもおちいる。

　外科的な計画は、上部構造を十分に考慮して行わなければならない。特にスクリュー固定を選択する場合には、アクセスホールを咬合面の適切な位置に設定する。インプラントの傾斜埋入を行うと、当然角度付きアバットメントを使用することになり、処置が複雑になる。処置時間の短縮や臨床に携わるメンバー間の相互理解のためにも、術式はシンプルにしたほうがよい。

　ノーベルガイドから派生したTeeth-in-an-Hour™は、補綴的な考慮事項を最大限に取り込んだコンセプトに基づいている。アクセスホールの位置をコントロールし、時間的な短縮や負担の軽減はもとより、最終的な治療結果により患者のQOLが上がるよう、審美的、機能的要件を考慮して設計を行う。さらには上部構造を強固に連結することにより、インプラントの安定化が図られ、即時荷重が可能となる。

　もう一つ挙げておかなければならないノーベルガイドの特徴は、オープンシステムであることである。欠損状態が無歯顎、部分欠損や1歯欠損であれ、上部構造がプロビジョナルやファイナルであれ、またスクリュー固定やセメント固定であれ、フラップレス手術を行った後でも、ヒーリングアバットメントを装着することができる。したがって、インプラントレベルでも、アバットメントレベルでも、印象採得する余地があり、オープンシステムとしての対応が可能である。

患者との相互のコミュニケーション

　すべての治療において的確な情報を収集することは、成功の鍵となる。たとえ患者が治療に対して躊躇する様子が見られたとしても、その症例に応じた詳細な情報収集や提示により、患者の心配や不安を打ち消すことができる。

　プロセラソフトウェア自体は治療計画のツールとして使用されるが、患者にコンピュータ・ベースの診断の流れを見せながら、治療の説明にも役立つ。写真や動画などを取り込み、さらにいっそうお互いの理解を図るのも良い。

　違うバージョンのプロセラソフトウェアを使用すると、治療計画のファイルが共有でき、外科・補綴の両面から討論することが可能になる。そのようにして、現代歯科医療では不可欠な歯科技工士とのコミュニケーションがよりいっそう密になっていく。審美的・機能的両面での成功には、密な連携が必要である。

　外科と補綴のパートを異なる歯科医師が担当する際にも、やはり同様なソフトで情報を共有し、最終補綴物に影響を与えるインプラントの埋入位置や角度などを討論し、互いにコミュニケーションを図ることが大事である。

4．治療計画データのCADシステムへの取り込み

　外科的な治療計画が終了したら、それぞれの個人データのフォルダに保存する。保存されたデータはCAD（computer-aided design）システムに取り込まれ、サージカルテンプレートの外形線の決定に使用される。

5．サージカルテンプレートの製作

　このステップはサージカルテンプレート製作の最終段階になるので、もし治療計画の中でインプラントどうし、あるいはインプラントとアンカーピンの衝突や、インプラントと上部構造との間で障害があれば、今一度計画をし直す。すなわちステップ3へ戻る必要がある。問題点を解決したのち、再度ステップ4、5を経て、適正な形態のサージカルテンプレートを製作する。

6．サージカルテンプレートの確認

このステップでは、コンピュータがサージカルテンプレートと外科計画のチェックを自動的に行う。まだ問題があるようであれば、再度ステップ3に戻らなければならない。

ここで強調しなければならないのは、解剖学的に重要な器官に対して注意を促してくれるようなシステムは、どこにもないということである。患者個々の解剖学的な特性をふまえた適切な計画の立案は、ひとえに術者の知識にかかっている。

7．必要な器材の確認

プロセラソフトウェアの最終ステップで、外科手術の計画データからコンピュータが自動的に必要な器材をリストアップしてくれる。もしブローネマルクシステムを選択するならディスポーザブルのドリルを、リプレイスシステムを使用するなら反復して使用可能なドリルを提示してくれる。

ノーベル・バイオケア社のリストから必要器材の取捨選択を行い、注文票が完成したら発注を行う。世界中のいずれの地域でも10日以内に商品が届けられる。

サージカルガイドもノーベル・バイオケア社で製作されるが、他の商品とは別に梱包されてくる。

サージカルガイド製作に使われた石膏模型を使用し、今度は歯科技工士が上部構造の製作に入る。IDを利用した患者識別から、治療に関係するすべての製品について管理がなされているので、関与するさまざまなスタッフにとっても、非常にコミュニケーションが取りやすい。

手術計画のシェーマと必要な器材をリストアップした計画書をプリントアウトできる。部位によって埋入するインプラントの長さが違う場合など、ドリルサイズを誤って重要な器官を損傷することを避けるために、このような計画書の作成はたいへん有意義である。

特に下顎では、ソフトウェアで決定されたインプラントの長さに応じて、ドリルストップを装着しておくとよい。

結論

コンピュータテクノロジーの時代に入り、とりわけ三次元解析技術の進歩により、インプラント治療のプロトコールも従来のものから、徐々にコンピュータを利用したものに変化していくだろう。将来的にはより多くの処置がフラップレスで行われるようになり、外科的侵襲が軽減され、患者の負担も少なくなるであろう。コンピュータ・ベースによるさまざまな方法で、さらなる成功率の向上が予見される。

CTを利用した手術計画はさほど新しいコンセプトではないが、わかりやすく正確で、使いやすいシステムであることを総合的に判断して、著者はノーベルガイドを推奨する。

このようなシステムにより、いっそう安全で正確に治療が行えるようになり、患者に多くの恩恵をもたらすことになる。歯牙を喪失して悩んでいるさまざまな患者のQOL改善に、大きな福音となろう。

参考文献

van Steenberghe D, Naert D, Andersson M, Brajnovic I, Van Cleynenbreugel J, Seutens P. A custom template and definitive prosthesis allowing immediate implant loading in the maxilla: a clinical report. Int J Oral Maxillofac Implants 2002;17:663-670.

van Steenberghe D, Ericsson I, Van Cleynenbreugel J, Schutser F, Brajnovic I, Andersson M. High precision planning for oral implants based on 3D CT scanning. A new surgical technique for immediate and delayed loading. Appl Osseointegration Res 2004;4:27-31.

van Steenberghe D, Glauser R, Blombäck U, Andersson M, Schutyser F, Pettersson A & Wendelhag I. A computed tomographic scan-derived customized surgical template and fixed prosthesis for flapless surgery and immediate loading of implants in fully edentulous maxillae: a prospective multicenter study. Clin Implant Dent Relat Res 2005;7:S111-120.

Verstreken K, Van Cleynenbreugel J, Marcahl G, Naert I, Suetens P, van Steenberghe D. Computer-assisted planning of oral implant surgery: a three-dimensional approach. Int J Oral Maxillofac Implants 1996;11:806-810.

Willi A. Kalender computed tomography: fundamentals, system technology, image quality, applications (2nd ed). Publicis Corporate Publishing, 2005.

第4章

ノーベルガイドの使用
NobelGuide in use

パート1：ノーベルガイドサージェリー
Part I：NobelGuide surgery
Peter K Moy, Patrick Palacci

パート2：ノーベルガイド、ザイゴマインプラントと即時機能
Part II：NobelGuide, zygoma implants and immediate function
Chantal Malevez

訳／鈴木丈夫、山田紘充

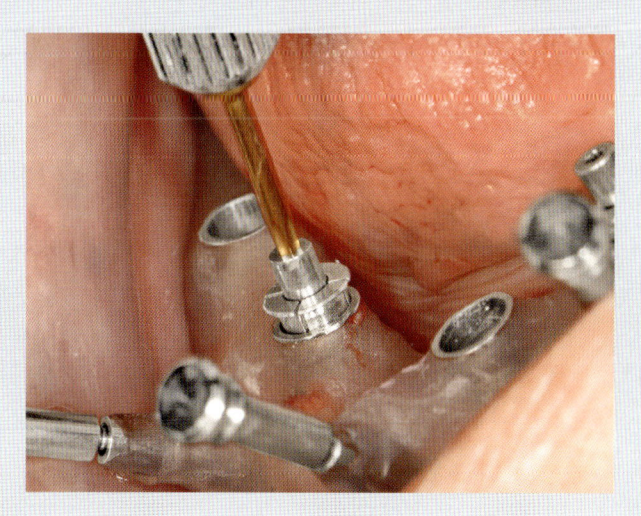

第4章　パート1：ノーベルガイドサージェリー

パート1：ノーベルガイドサージェリー

　2003年に無歯顎患者のためのTeeth-in-an-Hour™が発表されて以来、そのテクニックはどのような臨床の状況にも、すなわち無歯顎患者(Horiuchiら 2000)、部分欠損(Glauserら 2001)、および単独歯欠損(Ericssonら 2001)に使用できるよう発展してきた。どのような欠損歯列の状況でも、外科手術前の精査および実際の処置時にわずかな修正が必要である。3種類の欠損歯列のそれぞれに応じた診断上の精査方法は、第6章で詳細に考察されている。

　本章では、前記それぞれの欠損状態における外科テクニックの概要を述べる。基本的な手順は無歯顎症例の項で述べられているが、部分欠損および単独歯欠損症例では、その手順を改変して対応していく。

外科手技

　ノーベルガイドテクニックを使用する場合、ツイストドリルとサージカルコンポーネントの手順は、すべての欠損症例において同様である。サージカルテンプレートが歯科技工所から返却された時、最初にすべきことは、テンプレートの識別番号(ID)が、計画を行い患者に付与した識別番号と一致していることを確認するため、一般的な検査を行うことである。術者は、ガイドスリーブの立体的位置や、サージカルテンプレート中に計画したインプラント数が、プランニングソフトウェアの手術情報用紙と同一であるかを確認しなければならない(図4-1、4-2)。また、アクリルに歪みや破損、さらにテンプレート中にガイドスリーブが入り込んでないかもチェックする。

　歯科技工所で製作されたサージカルオクルーザルインデックスをサージカルテンプレートに連結して、適合が正確かをまず確認する。サージカルインデックスは、対合の歯列弓に緊密に適合していなければならない(図4-3)。サージカルインデックスの正確な適合によって、サージカルテンプレートが適正な咬合の高さにある歯列に確実に固定されることになる(図4-4)。もし、サージカルテンプレートが手術時に適正な咬合の高さで設定されていなければ、テンプレートを介して埋入されたインプラントは、歯槽骨内において垂直的に適正に位置しない。そして、インプラント埋入後に連結される固定性補綴物は、低位か高位の咬合になるであろう。

　外科手技の手順は、歯肉組織の変位を避けるように留意しながら、局所麻酔下で始められるが、粘膜組織へのテンプレートの最適な適合を保たなければならない。サージカルテンプレートによる粘膜組織への過剰な圧迫を避けるために、また、サージカルインデックスを軽く嚙み合わせる必要があるため、サージカルテンプレートの

図4-1(a)　患者の治療識別番号をともなったノーベルガイドプランニングプログラムからの注文用紙。

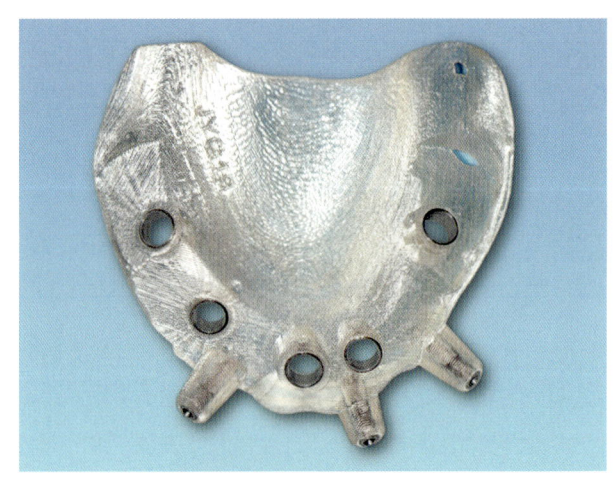

図4-1(b)　患者の治療識別番号(上の左隅)をともなったサージカルテンプレートは通常、上顎テンプレートの口蓋と下顎テンプレートの舌側端部に設定される。

48

外科手技

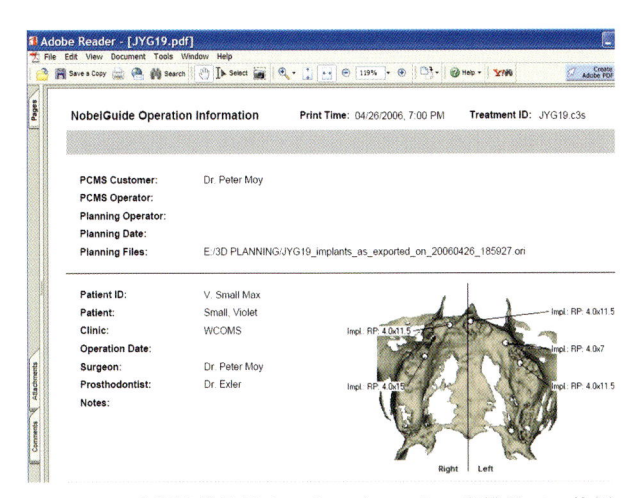

図4-2(a) 手術情報用紙は、インプラントの歯槽堤での位置と同様にインプラントの数とサイズを示す。

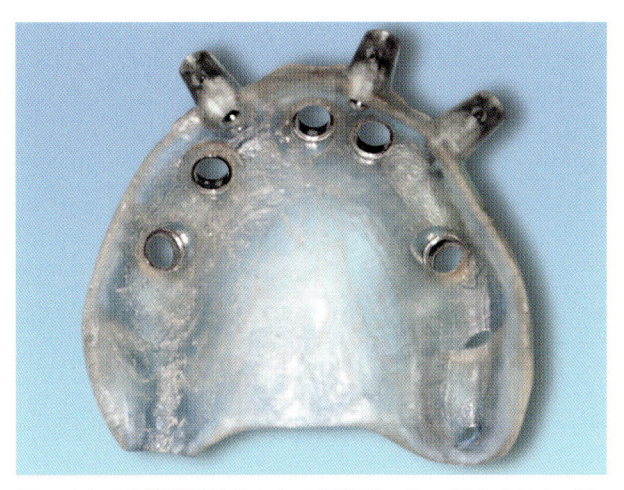

図4-2(b) 手術情報用紙からの情報は、サージカルテンプレートと正確に一致すべきである。

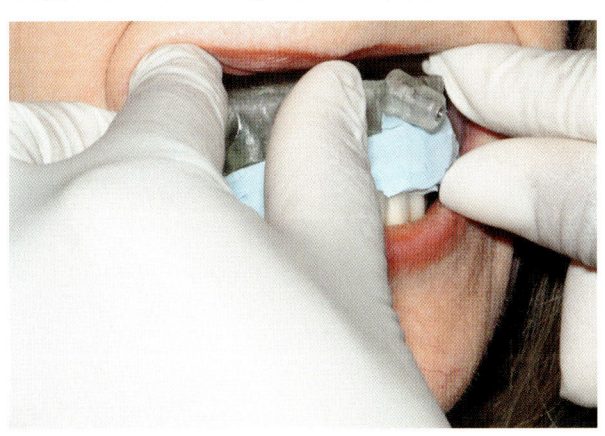

図4-3(a) 術者は、反対歯列と同様にサージカルテンプレートがサージカルインデックスに適合することを確認する。

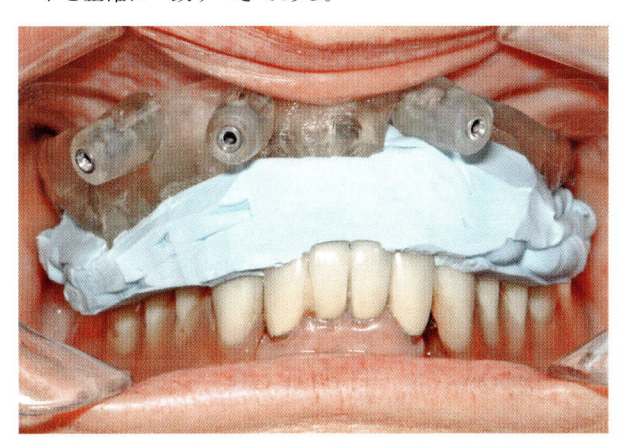

図4-3(b) 最初のドリリングの前の、適合の最終点検。対合歯列へのサージカルインデックスの良い適合を注目。

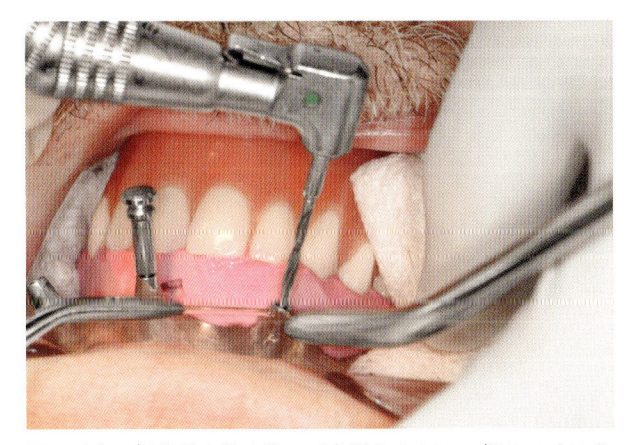

図4-4(a) 水平ガイドスリーブを通した1.5mm径のツイストドリルの利用。洗浄はサージカルテンプレートのガイドスリーブの入り口で直接応用されることに注目。

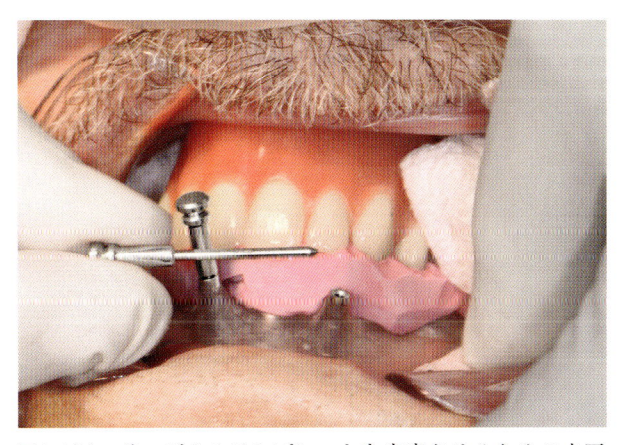

図4-4(b) サージカルテンプレートを安定させるための水平アンカーピンの挿入。

固定中は患者の協力が必要不可欠である。サージカルテンプレートが十分に固定されると、1.5mm径のツイストドリルは水平ガイドスリーブを通して使用できるようになる。そして、水平アンカーピン(図4-4a)は、サージカルテンプレートを固定し、またそれが回転するのを防ぐために挿入される。

第4章　パート1：ノーベルガイドサージェリー

図4-5　水平アンカーピンは口唇の牽引の補助をする。

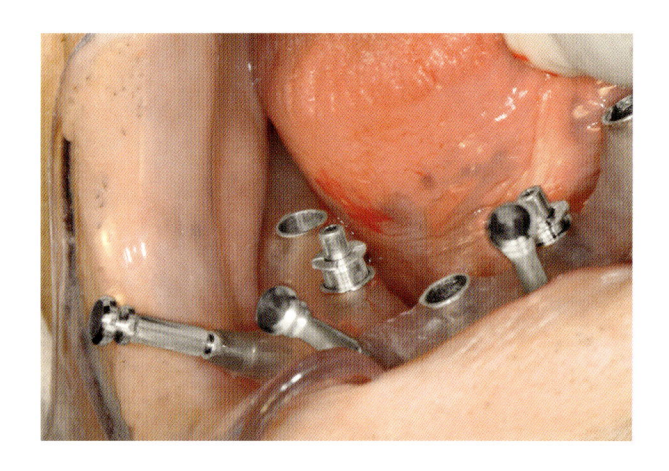

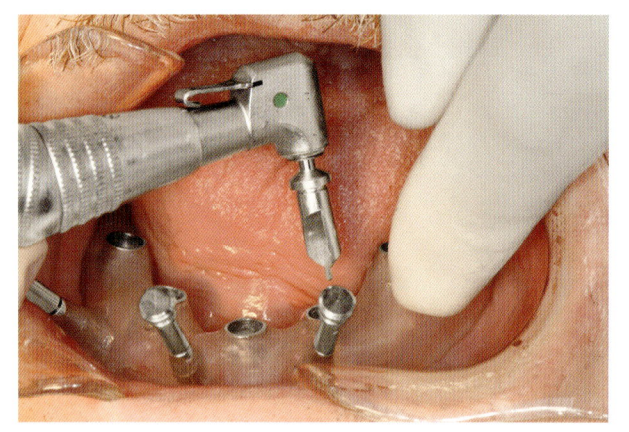

図4-6(a)　組織の穿孔とカウンターシンクドリルが併用された最初のドリリングは、垂直ガイドスリーブ上で直接用いられる。

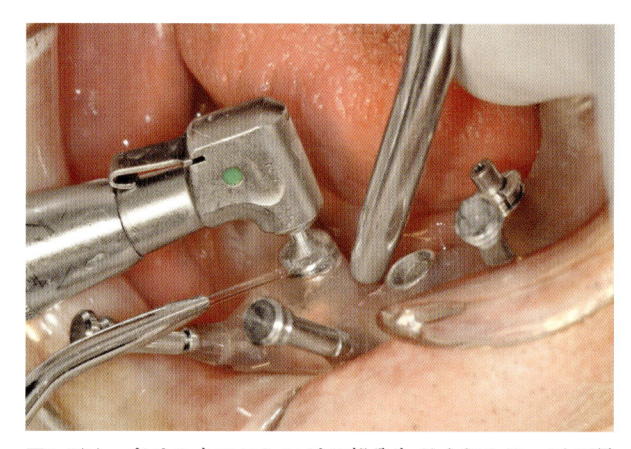

図4-6(b)　ドリル上のフレンジの部分をガイドスリーブの頭に十分に接触させるため、最初のドリルの適正な使用が求められる。

無歯顎患者

　完全無歯顎の状態では、3本の水平アンカーピンは歯肉頬移行部口唇との移行部の付近で使用され、1本は正中付近に、残りの2本は後方付近に配置される。歯槽堤が重度に吸収し、その形態が平坦である場合、サージカルテンプレートの動揺を防ぐため、時には4本のアンカーピンが必要になるかもしれない(図4-4b)。アンカーピンは、テンプレートの水平的な動揺を防ぐのみならず、口唇を牽引する(図4-5)。

　最初の2本のインプラント埋入は、「プレート安定化のためのインプラント」として、粘膜組織上のサージカルテンプレートの適正な位置への固定に役立つことで知られている。これら2本のインプラントの部位は、左右両側とも、サージカルプレートの最後方より1つ近心側となる。インプラント埋入部位に対応したドリルは、軟組織と骨を最小限の侵襲で削除し、可及的に発熱を避けるように設計されている。

　最初のツイストドリルは、組織の穿孔(ティッシュパンチ)とカウンターボアとしての機能を有している。このドリルは、ガイドスリーブを介して直接用いられる(図4-6a、b)。

　その後に使用されるすべての直径のツイストドリルは、ドリルガイドを介してガイドスリーブへ正確に適合する(図4-7a)。ガイドスリーブにより、ドリルのブレや、埋入部位での過剰な形成を防ぐことができる。スタートドリルののち、2mm径のツイストドリルは、対応する2mmのドリルガイドを介して使用される(図4-7b、c)。これにならい、3mm径のツイストドリルは3mmのドリルガイドというように、漸次使用されていく(図4-8a、b)。この時、もし骨密度が高いようならば3.2mm径のツイストドリルを、3.2mmのドリルガイドを介して使用す

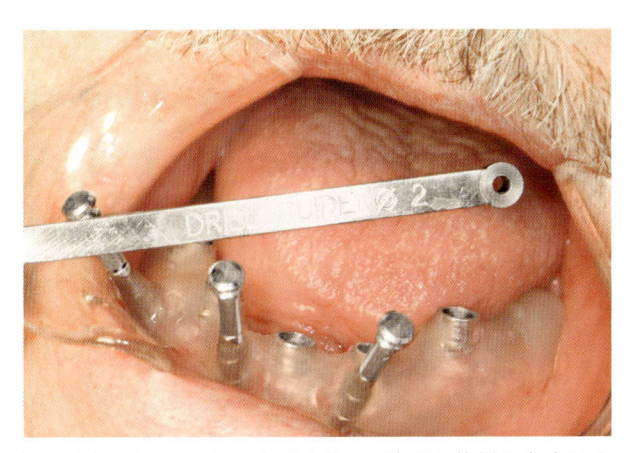

図4-7(a)　2mmのドリルガイドは、適正な位置と角度に2mmのツイストドリルを入れるため、直接使用されなければならない。

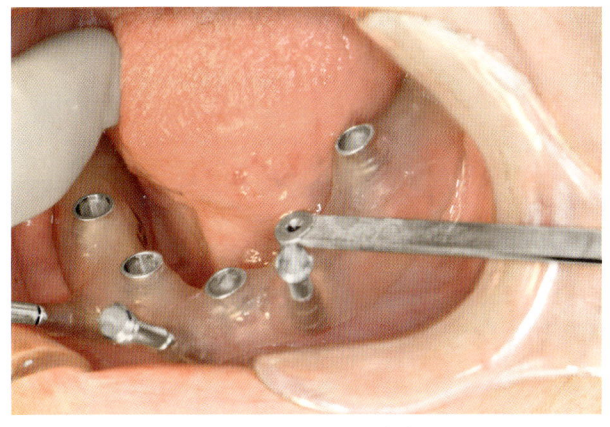

図4-7(b)　2mmのドリルガイドは、垂直ガイドスリーブに挿入される。ドリルガイドを完全に適合させ、ガイドスリーブの周囲に接触させる。

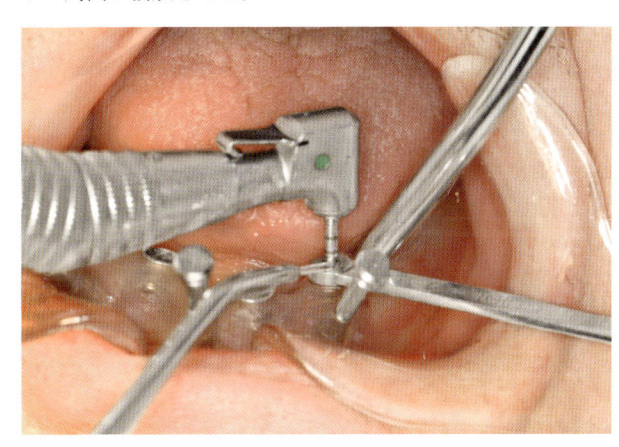

図4-7(c)　2mmのツイストドリルはドリルガイドに挿入され、前もって決められた深さで形成が行われる。

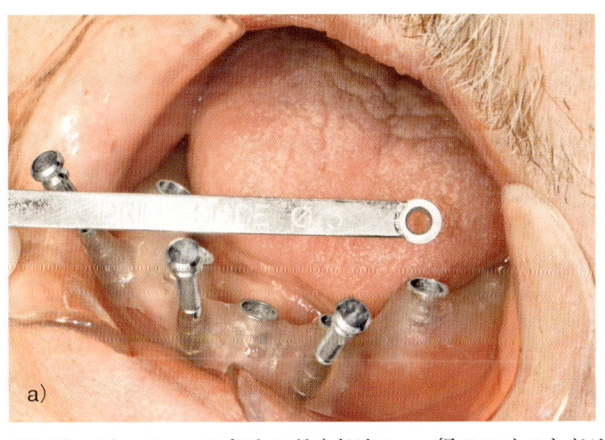

図4-8(a、b)　3mmのドリルガイドは3mm径のツイストドリルに直接使用される。

るのも一考である。骨密度が非常に高い場合、さらにスクリュータップを使用すると、骨への過剰な圧迫を加えることなくインプラントの埋入が可能となる。タップはガイドを必要とせず、シャンクがガイドスリーブに接触して自然に中央に誘導される。このようにして、インプラント埋入部位の骨の形成が完了する。

独自な設計が施されたインプラントマウントにインプラントを連結し、ガイドスリーブを通して正確な位置へのインプラント埋入が行われる（図4-9）。インプラントマウントはまた、インプラントをガイドスリーブの中央の位置へ自動的に誘導する役目を果たす。2本のテンプレート安定化のためのインプラントは左右同時に浅く埋

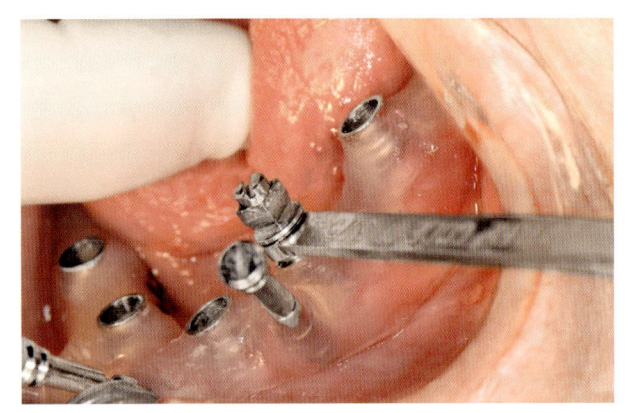

第4章　パート1：ノーベルガイドサージェリー

図4-9　サージカルテンプレートの適正な垂直的な固定を達成するために、術者は2本のテンプレートアバットメントを安定したインプラントへ同時に連結させる必要がある。これにより、片側へのテンプレートの傾斜を防ぎ、残りのインプラントを埋入するための水平面を維持する。

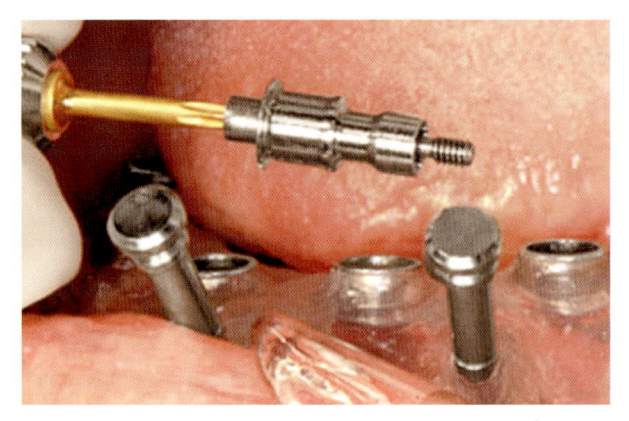

図4-10（a）　テンプレートアバットメントは、サージカルテンプレートの過剰な圧迫を避けるために特別に設計されている。アバットメントの頭のスロットは4つのウイングを製作し、モーリーボルトの仕組みと似ていて、インプラント上のアバットメントスクリューが締まるとウイングが広がる。

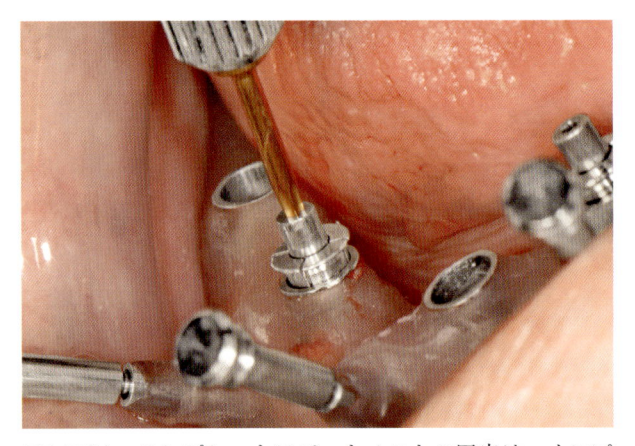

図4-10（b）　テンプレートアバットメントの固定は、インプラント上のアバットメントスクリューをゆっくりと締めることによって達成される。

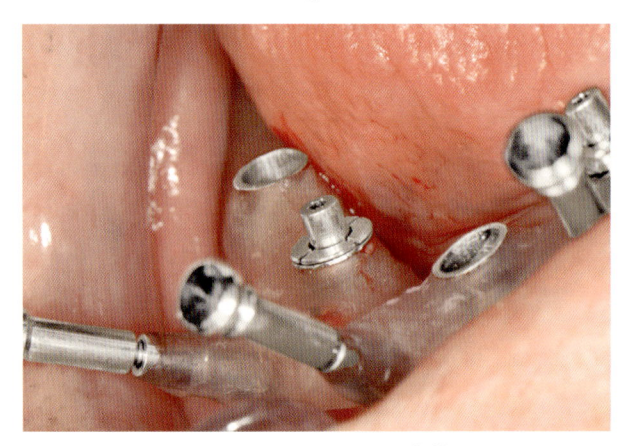

図4-10（c）　アバットメントスクリューを締めている間、テンプレートアバットメントのウイングが開くことで、サージカルテンプレート上への垂直的な圧を働かせる。術者はサージカルテンプレートのガイドスリーブのトップとテンプレートアバットメントのリングが周囲も含め、完全に接触することを確認すべきだろう。

入し、その後は2本交互にサージカルテンプレートの上から締めることが推奨される。最初のインプラント側への固定のみが強くなると、その部位が圧迫されてしまう。交互に行うことで、最初のインプラント側に向かって、すなわち片側へサージカルテンプレートが傾いていくのを防ぐことができる。片側へのサージカルテンプレートの過剰圧迫は、事前に製作していた補綴物の装着時に咬合の不適合を引き起こす可能性がある。インプラントマウントとガイドスリーブのトップがしっかりと接触していることを確認し、安定化のためのインプラントによりテンプレートを完全に固定したのちにインプラントマウントを除去し、テンプレートアバットメント（図4-10a〜c）をインプラントに連結する。テンプレートアバットメントスクリューヘッドはテーパーのついた形状なので、

スクリューはインプラント側へと締まっていく。そのスクリュー締結は「モーリーボルト」法（ボルトの先は中心のスクリューが締められる時に広がる）と呼ばれ、中央のスクリューを締めると、アバットメントの4つのウイングを広げることによって応用される。アバットメントヘッドがガイドスリーブに接触すると、そこで生じる摩擦力がウイング側面からガイドスリーブに広がることで、アバットメントスクリューが締め付けられ、粘膜組織上にサージカルテンプレートを垂直的に圧迫する。2つのテンプレートアバットメントは、サージカルテンプレートが片側への傾斜するのを避けるために、同時に締めるべきである。

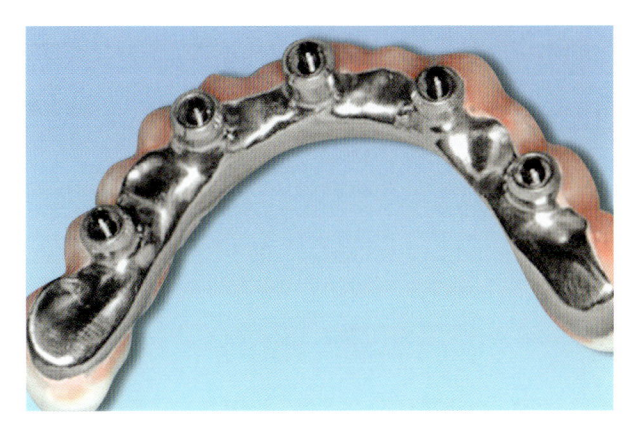

図4-11 インプラントへの補綴物連結の準備として、ガイディッドアバットメントは最終補綴物に挿入されている。

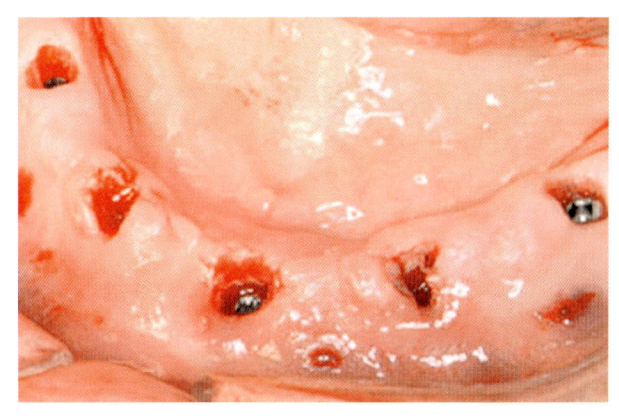

図4-12 インプラントの頭周囲の歯肉組織は、独自に設計されたティッシュパンチによって除去される。

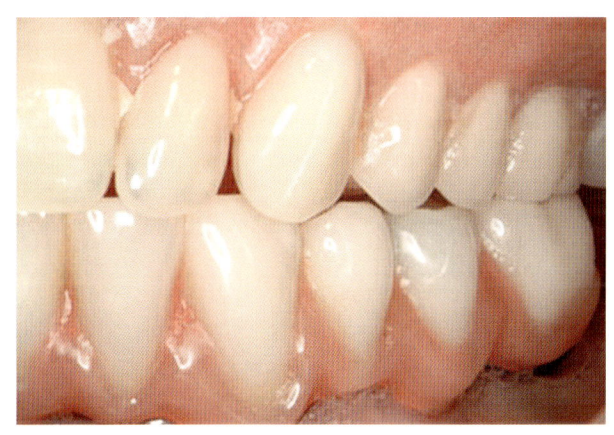

図4-13 補綴物は、インプラント上で完全に固定されるべきである。これが確認できればガイディッドアバットメントスクリューは手用のトルクレンチで締められ、中心位と側方偏位での咬合状態を注意深く確認する。

　2本の安定化のためのインプラントがテンプレートアバットメントに固定された後、残りのインプラント埋入部位は、前述のドリルの手順に従い形成される。すべてのインプラントが埋入されると、補綴物が装着される。ガイディッドアバットメントを補綴物のフレームの中に設置し、補綴物はサージカルテンプレートが除去されると同時に装着することが可能となる（図4-11）。テンプレートが除去される前に、ガイドスリーブに適合するように設計されているティッシュパンチを用いて、余剰な歯肉組織を切除して整える（図4-12）。このことにより、補綴物の適合が容易になる。補綴物は、テンプレート除去後できるだけ早く装着するべきである。それは、歯肉切除部の軟組織形態が術後に変化する傾向にあり、補綴物装着に問題を与えるからである。

　すべてのインプラントが埋入され、余剰の歯肉組織を整えたのち、補綴物の装着が可能となる。これに先立って、外科・補綴チームは、チームの中でどのメンバーが補綴物を装着するかを決めるべきだろう。臨床経験から、外科の担当医が補綴物を装着するのにもっとも適していると考えられる。外科担当医は、サージカルテンプレートを装着し、インプラントを埋入し、そしてサージカルコンポーネントを適合することを通じて、補綴物装着の方針に対する理解が明瞭になる。補綴物の装着と補綴スクリューの締め付けは、インプラント埋入と似た一連の方法で行うことができる。片側でのスクリュー装着や過剰締め付けを避けることも含め、万全の配慮が必要である。ガイディッドアバットメントは、テンプレートアバ

ットメントと同様に働く。インプラントへアバットメントスクリューが締められるにつれて、ガイディッドアバットメントのトップの4つのウイングが広がっていく。一度アバットメントスクリューのウイングが広がると、補綴フレームに対する摩擦力はアバットメントの長軸方向、すなわち垂直的な補綴物の動揺を防ぐ。したがって、アバットメントスクリューは、インプラントの内部スレッドに嚙み合う、スクリューの先の位置まで締められるべきである。すべてのアバットメントスクリューがインプラントに嚙み合ったら、患者に対して少しずつ嚙み合わせるように指示する。2～3回のタッピングと患者自身による閉口運動により、補綴物を均一に適合させ、患者の適正な咬合高径を決める手助けとなる。

　すべてのアバットメントスクリューの連結が手締めで完了したら、X線撮影を行い、ガイディッドアバットメ

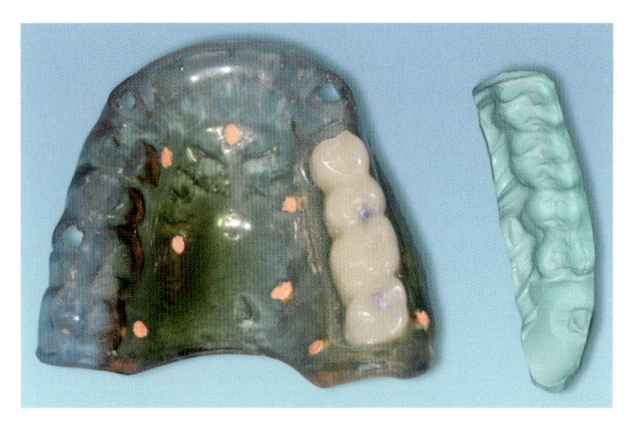

第4章　パート1：ノーベルガイドサージェリー

図4-14　口蓋側からのラジオグラフィックガイドの外観は、口蓋に設置されたX線不透過性マーカーの位置を示している。これらのマーカーの設定は、部分欠損患者において歯内治療を行った歯根とマーカーの画像の重なりを避ける手助けとなる。

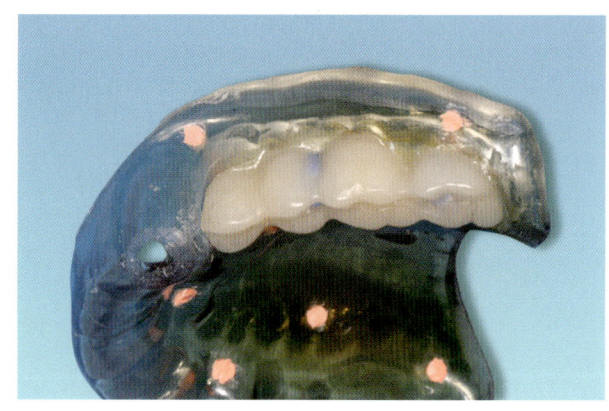

図4-15　部分欠損患者のために特別に設計されたラジオグラフィックガイド。犬歯の咬頭に付与された「検査窓」に注目。

ントがインプラントのトップに完全に位置しているか確認する。インプラントに補綴物が完全に装着されているのを確認したのち、手用トルクレンチを用いて、アバットメントスクリューを35Ncmで締結する。

補綴物の装着後、補綴担当医はインプラントへの過剰な荷重を避けるために、注意深く中心位咬合位と側方偏位での咬合調整を行うべきである（図4-13）。適正な口腔衛生管理とメインテナンスを行うために、鼓形空隙の管理には特別な注意を払うべきであろう。ノーベルガイドを利用したフラップレスサージェリーにより、審美的要件、発音機能、そして快適な使用感を獲得することができる。

部分欠損患者

部分欠損、単独歯欠損症例にあたっては、モデル・ベース・プランニングかソフトウェア・プランニング（プロセラ）のいずれかを、対費用効果と実用性に応じて選択しなければならない。部分欠損症例で隣接歯が金属修復歯であるか歯内療法処置歯である場合は、時としてコンピュータ・ベース・プランニングが適応できないことがある。なぜなら、X線不透過性の材料が散乱線を発生させることにより、ラジオグラフィックガイドのマーカーの位置表示を妨害するためである。金属修復歯によって引き起こされた散乱線は、CT撮影の正確性を低下さ

せ、骨の解剖学的構造把握を困難にする。また、歯内療法の根管充填剤は、ラジオグラフィックガイドのX線不透過性マーカーの視覚化を妨害する。この現象が起きると、プランニングソフトウェアプログラムは、CTデータをDICOMファイルに変換できない。せっかく撮影したCT画像が無駄になってしまう。最低限の4ヵ所のX線不透過性マーカーの部位が、プランニングプログラムが2つのスキャンからマーカーを重ね合わせる前に視覚化されていなければならない。古いバージョンではこのような制限があったが、プロセラソフトウェア（バージョン2.0）のもっとも新しいものでは、X線不透過性マーカーの存在なしにDICOMファイルの変換が可能になっている。

部分欠損患者におけるラジオグラフィックガイドとサージカルテンプレートの製作過程は、無歯顎患者のそれとわずかに異なる。部分欠損症例では、隣接の歯根構造と金属修復を考慮に入れなければならない。これらの存在は、どのような位置にX線不透過性マーカー、あるいは水平アンカーピンを設定するかに影響を与える。もし、口腔内の構造物がマーカーの存在を隠してしまう可能性があるならば、マーカーは口蓋側の高位か、根尖を越えての舌側、あるいは頬側の口腔前庭の深部に設置されることが望ましい（図4-14）。ラジオグラフィックガイドは、部分欠損の状態により異なった形態となる。ガイドは天然歯列上の天然歯と修復歯の切端と咬合面をしっかりと

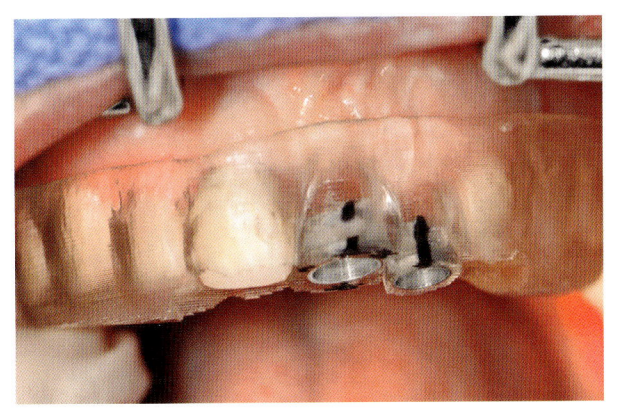

図4-16 窓の設定により、サージカルガイドが完璧に適合しているかを術中に確認できる。

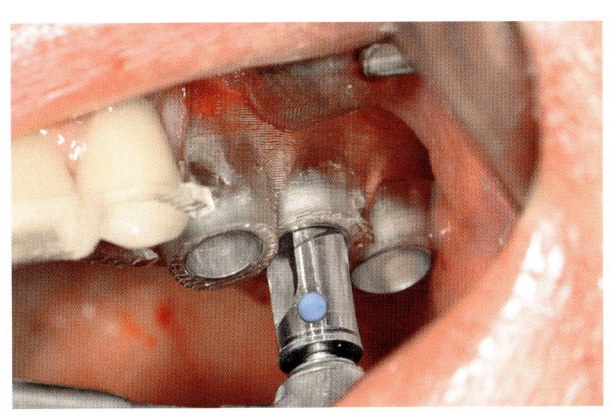

図4-17 埋入されているインプラント。ガイドは窓を通して位置の調整がされることでもっとも望ましい適合となり、安定した状態となる。

覆い、ポンティックの咬合面は逆に覆わないよう正確に製作する。

　部分欠損患者では、ラジオグラフィックガイドとサージカルテンプレートには切端や咬合面を通して切り込まれたインスペクション・ウィンドウが含まれる（図4-15）。テンプレートのこのような窓から、テンプレートが歯に完全に適合しているかを実際に目で確認し、正確性を期す（図4-16、17）。近遠心のスペースに限界があり、隣接歯根が欠損部位に非常に近い場合、もしくはモデル・ベース・プランニングを利用する場合は、水平アンカーピンは使用しない。これは歯根への損傷と、インプラント支持に利用できる骨の減少を避けるためである。サージカルテンプレートの安定は、天然歯と安定化インプラントの固定により図られる。このような違い以外、外科の手順は部分欠損症例でも、無歯顎症例の場合と基本的に同様である。

　部分欠損患者の審美領域を手術する時、ガイディッドサージェリーでは改変点が1つ必要になるかもしれない。歯肉のバイオタイプが薄い場合、ティッシュパンチの使用やフラップレスアプローチは避けるべきである。最小限のフラップ手術では、不必要な組織の除去を避けられる。そして、隣接の天然歯と同様に、即時荷重を行ったインプラント周囲組織の退縮をコントロールすることができる。また、最小限のフラップ手術により、必要な場所に付着組織がくるようにフラップの置換がしやすくなる。歯間乳頭の再構築も可能となる（第5章の歯間乳頭再生法の考察を参照）。歯肉の厚みが不十分で不利なバイオタイプの場合、審美領域におけるガイディッドサージェリーは禁忌である。そのような場合は、フラップ形成を行い、審美領域で即時荷重のできる他の補綴手法を検討しなければならない。

術後患者指導

　患者には最低2週間、軟らかい食事で「嚙みこまない」よう指導しなければならない。嚙みこまない食事に焦点を当てることにより、患者は新しく埋入されたインプラントとその修復物で嚙むことを避けるよう注意するであろう。通常の術後注意事項、すなわち腫脹軽減のための冷罨法、生理食塩水によるうがい、口腔衛生指導なども、当然伝えておかなければいけない。経過観察の来院スケジュールは、きわめて重要である。術後の来院ごとに、咬合紙を用いた咬合の検査と調整を行わなければならない。局所麻酔の効果が消失し、典型的な痛みや不快感がほとんどなくなり、患者が固定性修復物を快適に感じ始めると、咬合は劇的に変化する。この重要な期間の間、強い咬合接触は避け、特に重要なことは、側方運動時の接触を除去することである。側方での早期接触は即時荷重インプラントにおいてもっとも有害な力であり、インプラントの早期失敗を招く。

第4章　パート2：ノーベルガイド、ザイゴマインプラントと即時機能

パート2：ノーベルガイド、ザイゴマインプラントと即時機能

ザイゴマインプラントの紹介

　インプラントによる口腔再建は十分な実証がなされ、多くのプロトコールは臨床医、補綴専門医、患者のために、よりいっそうわかりやすい方法へと発展してきている。上顎における修復処置の審美性と機能的両面の向上のためにも、数多くの方法論が提供されている。

　インプラントの酸化された表面は、より早い骨形成を促進する（Glauserら　2002、Ivanoffら　2003）。これは初期固定を向上させ、上顎の柔らかい骨質や不十分な骨量のように不利な状況下で、より効果的な反応を示す。上顎臼歯部の重度な吸収は、インプラントを用いた無歯顎患者の修復治療にリスクをともなうようになる。上顎臼歯部に埋入された短いインプラントにおいても、良好な結果が報告されている（RenouardとNisand　2005）。

　それでもなお、骨量が不十分、つまり5mm以内の上顎臼歯での治療は予知性に乏しく、チャレンジングな部分が多くなる。不十分な骨の高径と幅径に起因するインプラントの不確実な固定状態が予想されるならば、前もって骨移植、サイナスグラフト、骨延長術のような付加的な処置が必要である（Jensen　2006）。

　なかでもサイナスグラフトはよく知られ、また広く実践されている移植処置である。サイナスグラフトを行っても、即時荷重の有無にかかわらずインプラントの成功率は60～98％とされている（WallaceとFroum　2003）。酸化処理された表面性状をもつインプラントの応用により、成功率にかなり改善が見られる（LundgrenとBrechter　2002）。しかし、何名かの患者は、このような移植手術を嫌がるかもしれない。

　骨移植を避けるための、他の解決法がいくつか提示されている。上顎結節や翼状突起への埋入、あるいは上顎洞前壁に沿うような形でインプラントの傾斜埋入を行い、固定性補綴物に付与するカンチレバーを減少させる方法などである（Aparicoら　2001、2002、CalandrielloとTomatis　2005）。

　翼状突起にインプラントを埋入する場合は、下向性の上顎の脈管構造の損傷を引き起こす危険性があるので、高い技術が要求される（ChoiとPark　2003）。

　骨質、骨量ともに不利な状況で、ザイゴマインプラントは骨移植なしに固定性補綴物の高い成功率を示してきた（Bedrossianら　2002、Malevezら　2004）。ザイゴマインプラントを利用することで、頬骨弓に固定されるので、上顎での骨質が悪く埋入に不向きな部位を避けることができる。

　ザイゴマインプラントには、30、35、40、42.5、45、47.5、50、52.5mmの異なる長径がある。インプラント先端部の直径は3.9mmであり、上顎から頬骨への角度に一致した45°の角度を持つ上顎歯槽頂相当部では4.6mmとなる（図4-18）。これらのインプラントは、上顎骨の高さが5mm以内であっても使用できる。

　どのような上顎の欠損状態でも、ザイゴマインプラントを利用した治療を行うことができる。頬骨との固定はとても強固で、この長いインプラントは高い成功率を示している。ザイゴマインプラントの治療では、前歯部に2本、3本もしくは4本のスタンダードインプラントを追加埋入することが可能である（図4-19）。

　もし、前方の残存する上顎骨が7mm以下であるならば、4本のザイゴマインプラントにより、固定性補綴物の支持は十分である（図4-20）。

　ザイゴマインプラントはまた、即時荷重においても有利である（Bedrossianら　2006）。スタンダードインプラントと同様に、酸化処理されたザイゴマインプラント表面はオッセオインテグレーションを向上させる。

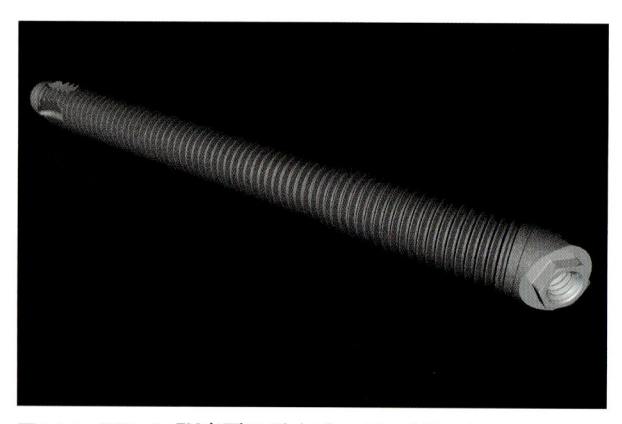

図4-18　TiUnite™表面のザイゴマインプラント。

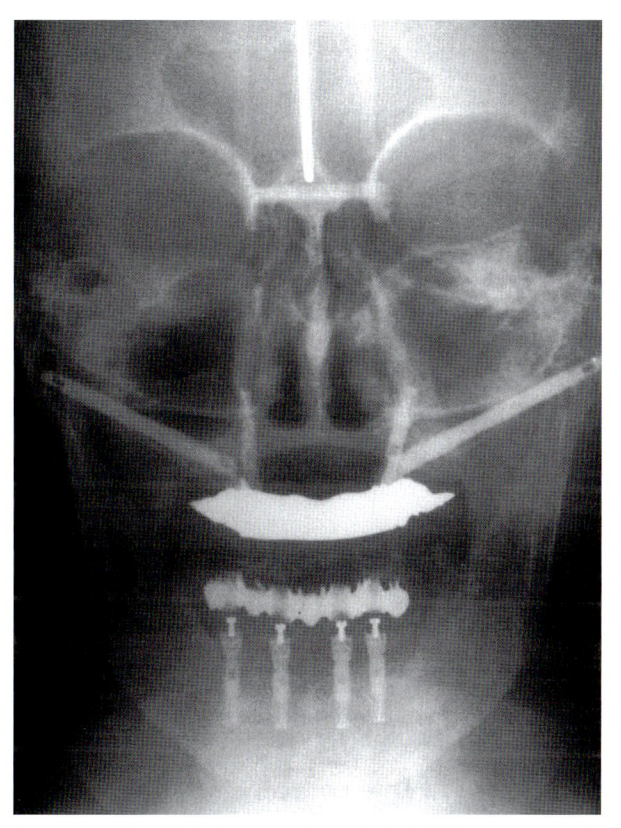

図4-19　2本のザイゴマインプラントと犬歯部の2本のスタンダードインプラントを使用し、プロセラインプラントブリッジで対応した症例の頭部X線写真。

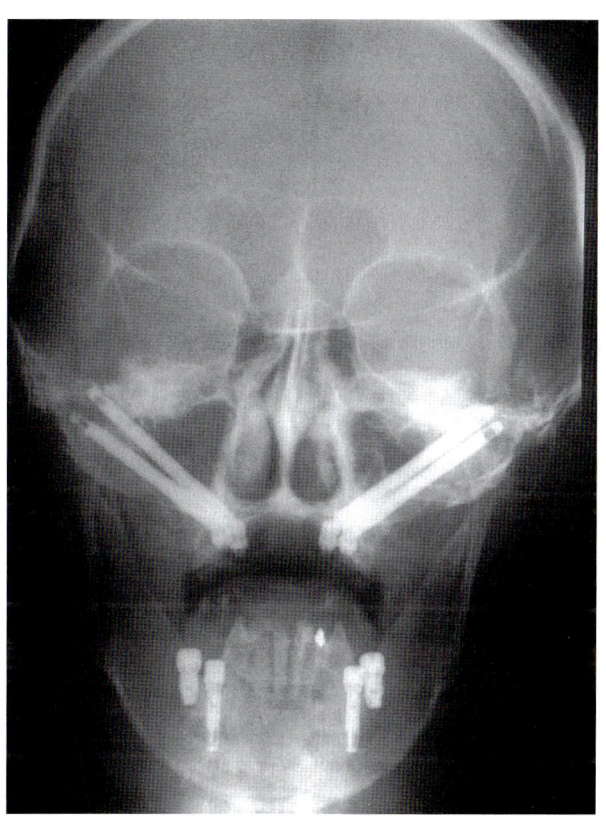

図4-20　固定性補綴物を支持するために4本のザイゴマインプラントを埋入。

手術の標準的なプロトコール

　ザイゴマインプラント埋入における標準的なプロトコールでは、上顎洞の前壁から頰骨切痕まで、粘膜骨膜弁を大きく開ける。これによって、上顎洞壁と頰骨の全体を明視できる（図4-21）。

　術後数日間は、腫脹や不快感を多少ともなうが、暫間補綴物は即時に装着される。この治療法では、外科手術の際に印象を採得し、暫間補綴物装着後に注意深く咬合を調整することが要求される。最終的な補綴物の製作は、数ヵ月後に改めて行う。インプラントの理想的な埋入と低侵襲外科処置との両者の達成は、いまだチャレンジングとなる部分が多いが、ザイゴマインプラントは、インプラント療法のための適切な解決策を提供する。

ザイゴマインプラントとノーベルガイド

　ノーベルガイド・コンセプトは、外科手術前のコンピュータ化した設定を利用して、ガイディッドサージェリーにより、インプラント埋入をすることである。Teeth-in-an-Hour™という方法は、外科手術時に最終的な補綴物を装着できることを含む。現在、ザイゴマインプラントでも、正しい位置にインプラント埋入するための特別なサージカルガイドとハードウェアの利用によって、この方法の実践が可能なようになってきている。そして、手術当日に最終補綴物を即時に装着することができる。

　ラジオグラフィックガイドとともに、頰骨の高さまでCT撮影を行ったのち、プロセラソフトウェアによりザイゴマインプラントの仮想的な位置決定と、固定性補綴物（プロセラインプラントブリッジ）の設計計画を行う。

第4章　パート2：ノーベルガイド、ザイゴマインプラントと即時機能

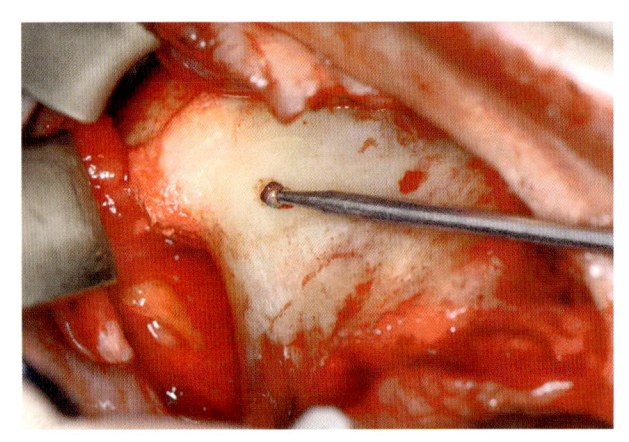

図4-21　全体の粘膜が剥離され、頬骨の頭まで上顎が示されている。ドリルはサイナスウィンドウ示す。

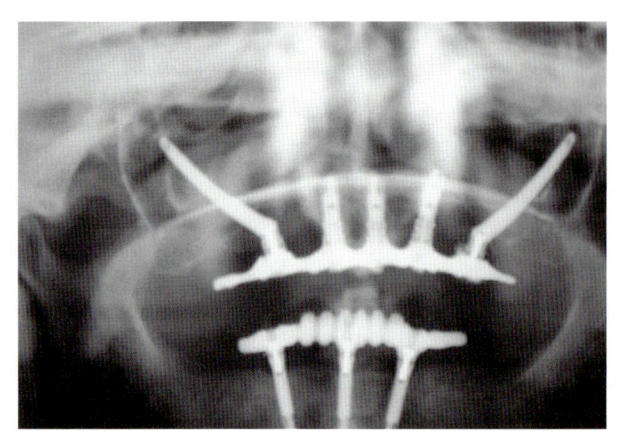

図4-22　術後1ヵ月後のパノラマX線写真。

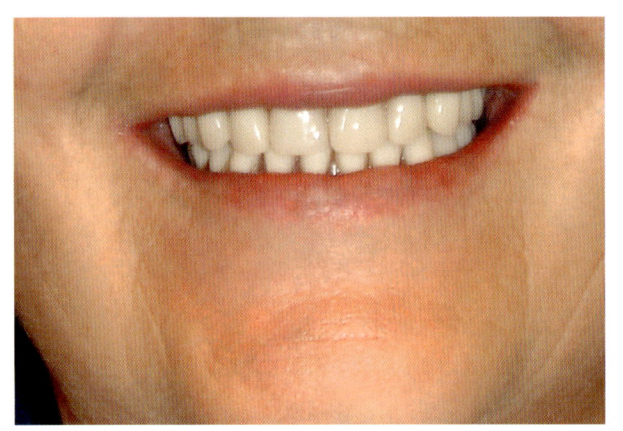

図4-23　手術当日に補綴物が装着される。

特製のサージカルガイドが、ザイゴマインプラントのドリリングとインプラント埋入のために製作される。異なった直径のスリーブに応じた、特別なハードウェアが利用できるようになる。インプラントの長さと、それにともなう正確な埋入位置が要求されるため、ザイゴマインプラントをガイドにより埋入するのはもっとも重要なことである。

サージカルガイドは口腔内で、通常3本か4本のピンで固定する。ノーベルガイドのプロトコールに従い、スタンダードインプラントのドリリングを始める。次に、特別なスリーブへ挿入された2.9mmの目盛りがつけられたドリルを、ザイゴマインプラントの部位を形成するために使用する。そして、2番目の3.6mm径のドリルと、カウンターボアを使用する。

ザイゴマインプラントの上顎の部位では、粘膜を貫通した2つの穴が設けられる。1つはインプラントのため、そしてもう1つは、角度のあるヘッドの正確な位置を示すオリジナルのフィクスチャーマウントのスクリューを見るためである。

ザイゴマインプラントは最初のフィクスチャーマウント上で、ネジで締められた2番目のフィクスチャーマウント上で固定される。最初のフィクスチャーマウントは、埋入をいつ止めるべきかの時期を見極めるのに役立つ。そして、ワイドのフィクスチャーマウントが、頬骨のトップにまでインプラントを誘導するため、スリーブ内に挿入される。

すべてのインプラントの埋入後、サージカルガイドは除去され、補綴物が装着される。前歯部のインプラントはスクリューで締められ、後方のインプラントはセメントで固定される。

この方法の利点は、切開・縫合・腫れがなく、治療時間が短縮されることである。インプラントの埋入から補綴物の装着まで含め、1時間15分で終えることが可能であり、最終補綴物によって即時に機能が付与される。

補綴物が事前に準備され、手術中に装着されるので、術後のチェアサイドでの印象や長時間の咬合調整を必要としない。

結論

ノーベルガイド・コンセプトをザイゴマインプラントに応用した手法は、最小限の外科的侵襲と即時の咀嚼機能回復によって、骨量が不十分な無歯顎患者の治療に大きな可能性を広げる（図4-22、23）。

参考文献

Aparicio C, Arévalo JX, Ouazzani W, Granados C. Retrospective clinical and radiographic evaluation of tilted implants used in the treatment of the severely resorbed edentulous maxilla. Appl Osseointegration Res 2002；3：17-21.

Aparicio C, Perales P, Rangert B. Tilted implants as an alternative to maxillary sinus grafting：a clinical, radiologic, and Periotest study. Clin Implants Dent Relat Res 2001；3：39-49.

Bedrossian E, Stumpel LJ. The zygomatic implant：preliminary data on treatment of severely resorbed maxillae. A clinical report. Int J Oral Maxillofac Implants 2002；17：861-865.

Bedrossian E, Rangert B, Stumpel L, Indersano T. Immediate function with the zygomatic implant. A graftless solution for the patient with mild to advanced atrophy of the maxilla. Int J Oral Maxillofac Implants 2006；21：937-942.

Calandriello R, Tomatis M. Simplified treatment of the atrophic posterior maxilla via immediate/early function and tilted implants：a prospective 1-year clinical study. Clin Implants Dent Relat Res 2005；7（Suppl 1）：S1-S12.

Choi J, Park HS. The clinical anatomy of the maxillary artery in the pterygopalatine fossa. J Oral Maxillofac Surg 2003；61：72-78.

Ericsson I, Nilson H, Nilner K. Immediate functional loading of Brånemark single tooth implants. A 5-year clinical follow-up study. Appl Osseointegration Res 2001；2：12-16.

Glauser R, Portmann M, Ruhstaller P, Lundgren AK, Hämmerle CHF, Gottlow J. Stability measurements of immediately loaded machined and oxidized implants in the posterior maxilla. A comparative clinical study using resonance frequency analysis. Appl Osseointegration Res 2001；2：27-29.

Glauser R, Schupbach P, Lundgen AK, Gottlow J, Hämmerle CHF. Machined and oxidized micro-implants retrieved from humans：a comparison using histomorphometry and micro-computed tomography. Clin Oral Implants Res 2002；13：4.

Horiuchi K, Uchida H, Yamamoto K, Sugimura M. Immediate loading of Brånemark system implants following alcement in edentulous atients：A clinical report. Int J Oral Maxillofac Implants 2000；15：824-830.

Ivanoff CJ, Widmark G, Johansson C, Wennerberg A. Histologic evaluation of bone response to oxidized and turned titanium micro-implants in human jawbone. Int J Oral Maxillofac Implants 2003；18：341-348.

Jensen OT. The sinus bone graft, 2nd edition. Chicago：Quintessence, 2006.

Lundgren S, Brechter M. Preliminary findings of using oxidized titanium implants in reconstructive jaw surgery. Appl Osseointegration Res 2002；3：35-39.

Malevez C, Abarca M, Durdu F, Daelemans P. Clinical outcome of 103 consecutive zygomatic implants：a 6-48 months follow-up study. Clin Oral Implants Res 2004；15：18-22.

Renouard F, Nisand D. Short implants in the severely resorbed maxilla：a 2-year retrospective clinical study. Clin Implant Dent Relat Res 2005；(Suppl 1)：S104-S110.

Wallace SS, Froum SJ. Effect of maxillary sinus augmentation on the survival of endosseous dental implants. A systematic review. Ann Periodontol 2003；8：328-343.

第 **5** 章

審美的配慮
Esthetic considerations

Patrick Palacci

訳／月村直樹、大山哲生、中林晋也

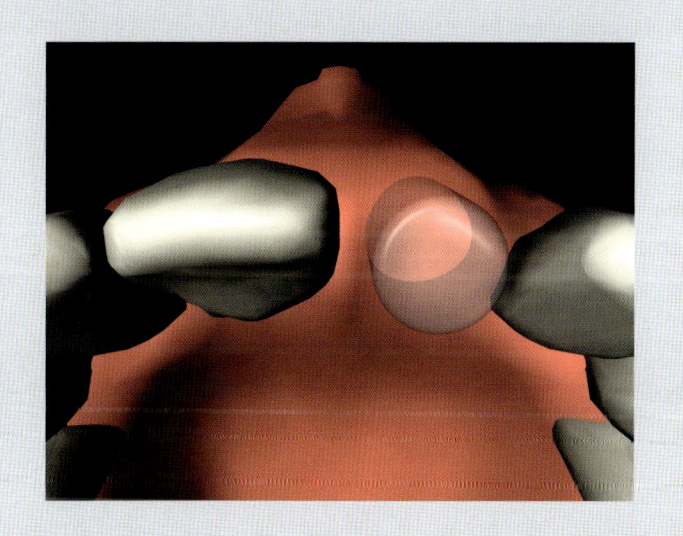

第5章 審美的配慮

一般的原則

患者の要望次第では、インプラント治療における審美的配慮は、重要な要素となる。外科処置後に暫間補綴物もしくは最終補綴物を装着するか否かにかかわらず、審美性を考慮しなければならない。また、担当医や補綴専門医は、この処置が通常最終的であることを十分認識しなければならない。担当医は、最終的に最適な結果を達成するために、2回法、1回法または遅延荷重のどの段階でも、硬・軟組織をコントロールすることが可能である。

特に部分欠損症例において、インプラントの位置や角度は、最終的な機能的、生体力学的、審美的結果に強く影響を及ぼす。ノーベルガイド・コンセプトを用いることにより、担当医は最適なインプラントの埋入位置を決定できる。しかし、このコンセプトを使用し、フラップレス手術を計画したとしても、補綴的要求によっては、決定した位置にインプラントを埋入するために、付加的な手術が必要か、軟組織の形態が最終的に変化しないかどうかを検討し、最適な位置にインプラントを埋入するにはどのような外科的手技を用いるべきかを判断しなければならない。また、担当医は、審美的観点から、硬・軟組織の量と質について、患者を注意深く評価しなければならない。またもちろん、患者の好みも十分考慮しなければならない。

無歯顎患者

無歯顎患者の場合、多くの場合は最終的に審美的な結果を得るために、硬・軟組織に対する処置が不必要な場合が多い。骨吸収が大きくない場合、審美性の回復は、軟組織の形態よりもリップサポートやスマイルラインを参考に決定できる。リップサポートや歯肉の審美性は、補綴物における陶材やレジンによって達成され、これらの材料は骨欠損やリップサポートの不足を補う目的で使用される。加えて、フラップレス手術は、最小の外傷性侵襲で行うため、軟組織の形態変化が生じないか、またはきわめて少ない方法である。

補綴前および手術前診査期間において、担当医は、明確な最終的解剖形態のイメージを把握し、さらに選択したインプラントの位置により、ほぼ最終的な補綴物の形態を決定することが可能である。補綴物の形態は、リップサポートの不足、ブラックトライアングル、発音の問題および食片圧入を防止するようにデザインすべきである。

これらのファクターについて、模型を使用して、インプラント手術前およびインプラントの位置を決定する前に検討することができる（図5-1、5-2）。担当医は、インプラントの埋入位置をあらかじめ知ることにより、補綴物を将来の環境に適応させることが可能となる。しかし、義歯を元にした唇側の審美性と、固定性補綴物による最終補綴結果では、違いがある場合がある（図5-3、5-4）。

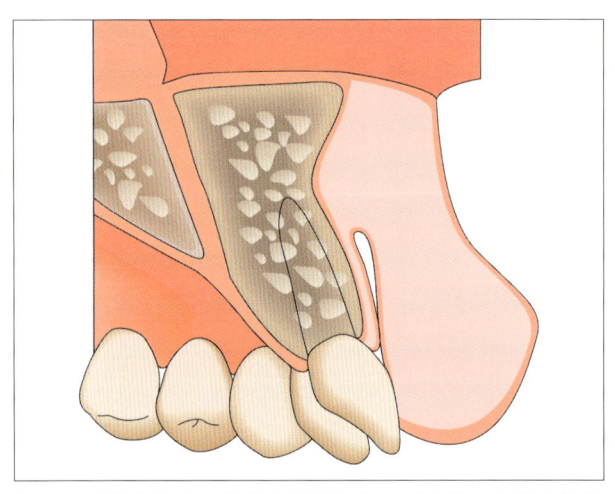

図5-1 正常な前歯の位置と歯槽隆起を示す健全な臨床的形態。最適なリップサポートに注意する。

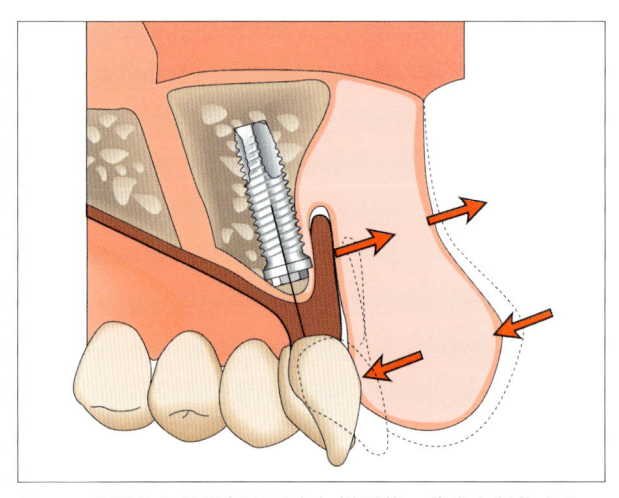

図5-2 典型的な骨吸収を示す欠損形態。義歯を製作する。唇側の義歯床縁欠損形態は、鼻下の凸面形態と唇側切縁の不足に影響する。

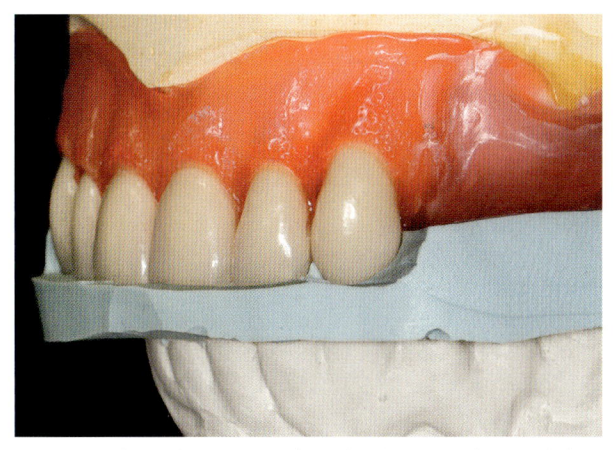

図5-3 正確な最終形態の決定。唇側犬歯間の床縁は試適の前に除去すべきである。歯は、リップサポートおよび唇側床縁不足を補うために、もう少し唇側へ位置させる。

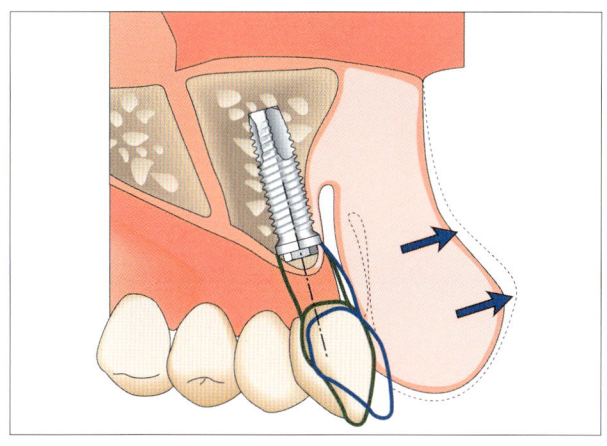

図5-4 最終補綴物装着時。イラストは、十分なリップサポートを得るためには、唇側床縁は必要ではないことを示している。審美性の達成のためには、歯の位置が重要である。

　審美性を考慮した人工歯排列モデルは、完全な適合とサージカルガイドのスタビライゼーションピンによる位置決めのために、頬側の十分な長さの床縁が必要となる。床縁は、ちょうど鼻の下の唇を唇側に押し出し、結果的に唇の形態を変形させる。もし最終的な歯の位置が、はじめの人工歯排列モデルと同じであれば、唇はサポート不足の形態となる。このような複雑な状態を避けるために、審美性を考慮した人工歯排列モデルは、最初に製作する時、唇側の床縁のない形態として製作し、審美性はこの段階で決定すべきである。

　一度正しい位置を確認したら、唇側の床縁をモデルに付与した後、担当医は、通常の手順により治療を進める。もし、特に上顎にブリッジが装着されている場合は、いくつか特別の問題が生じる。患者は、あらかじめ義歯を装着しなければならないため、しばしばこの新しい補綴物のために、空気の流れや発音の問題などで不快な経験をしなければならない場合がある。

　このような複雑な状態を回避するために、少なくとも最初の1週間は、インプラント間における補綴物基部において、隙間のないように多めにアクリリックレジンを使用して製作する（図5-5）。

　患者は、固定性で口蓋部を覆うプレートのない補綴物の新しい環境にすぐ順応する。その後、鼓形空隙を、メインテナンス、口腔衛生、および会話と審美性の観点において、最適な状態となるように製作する。

　複雑な治療計画となるのを避けるために、審美性や患

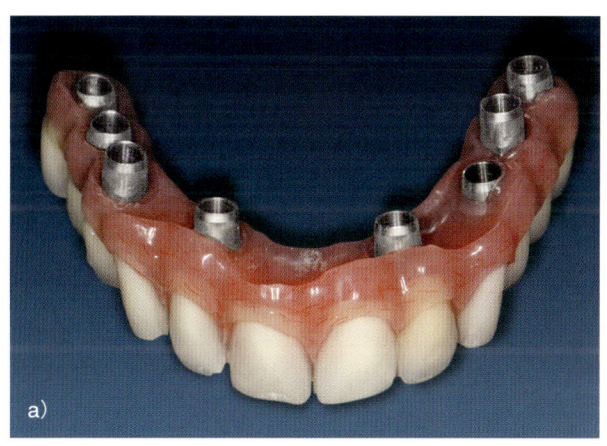

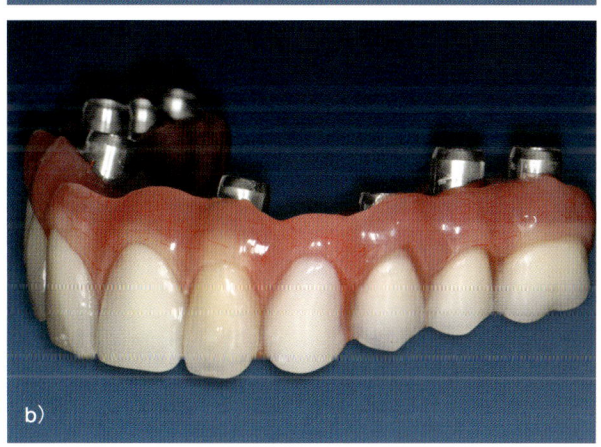

図5-5（a、b）　歯槽堤部分のレジン多く使用した暫間修復物を製作する。

者の要望次第では、治療計画に関わるすべての要件（審美性、咬合高径、咬合、発音、口腔衛生およびエマージェンスプロファイル）を確認するための暫間固定性修復物をあらかじめ製作し、その後、数ヵ月後にこれらの要件を考慮した最終的なプロセラインプラントブリッジを

第5章 審美的配慮

図5-6 1週後、口腔衛生を促進し、発音の問題を避けるためにピンクのアクリリックレジンを再製する。さらに3ヵ月後、補綴修復を再評価し、鼓形空隙を辺縁のリモデリングに従って修正する。

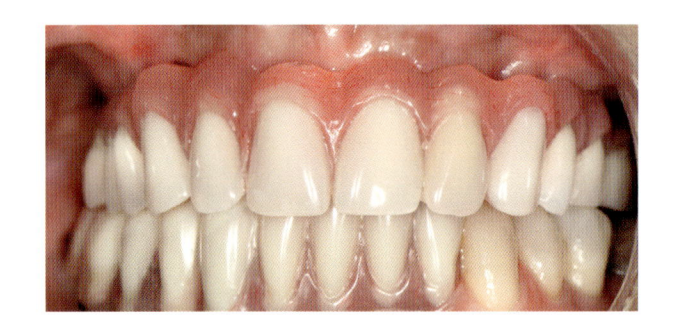

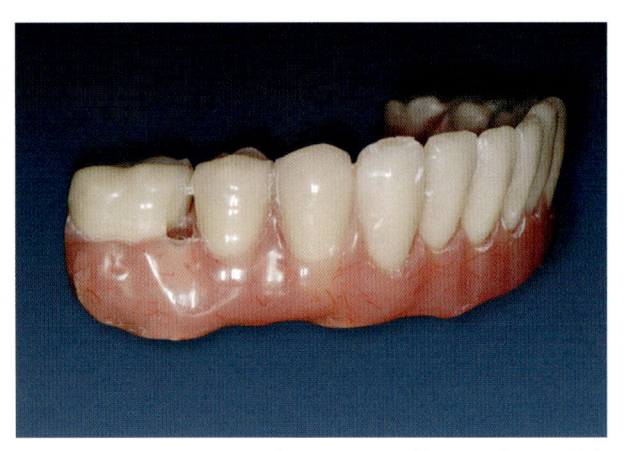

図5-7 同じプロトコール（図5-5、5-6に見られる）は下顎歯列弓に従っている。最終補綴物は、装着する準備が整っている。

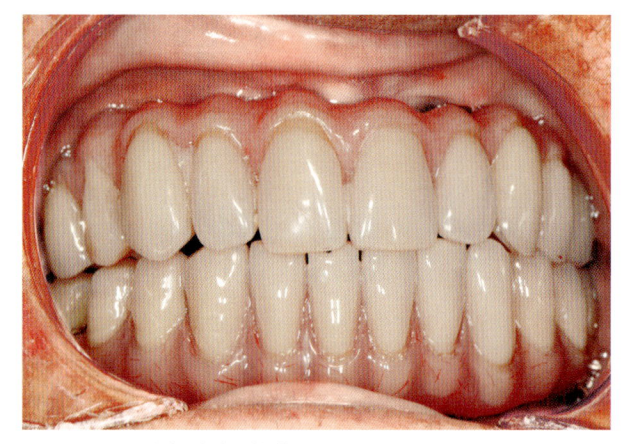

図5-8 上下顎歯列弓に装着したプロセラインプラントブリッジの1年後の臨床所見。

製作する（図5-6〜5-8）。

部分欠損患者

部分欠損を有する患者に関わる問題は、無歯顎の患者より複雑である。インプラントの位置決めや軟組織の豊隆度について、ノーベルガイドを使用して最終的に決定したとしても、これらの患者の治療には、特別な配慮が必要となる。治療を始める前に歯槽堤の形態や骨質や骨量をも含むすべての情報を確認しなければならない。
・隣在歯および対合歯歯種、形態および位置。
・咬合状態。
・軟組織の質および量。
・軟組織の色調、表面性状および形態。
・歯間乳頭の有無。
・スマイルラインと唇の可動性。
・患者の要求および心理学的要因。

この手術がもし最終的にフラップレステクニックを使用して行うことを考慮しているのであれば、これらすべての要因の診査が必要となる。

2回法を用いた手術では、硬・軟組織の解剖学的形態は、追加的な手技により修正することが可能である。しかし、基本的なフラップレス手術の手順を用いるノーベルガイドのオプションを選択した場合には、この修正を行うことはできない。

これらすべてのファクターは、最適な審美的結果を達成するために、インプラント手術前には欠かさず診査しなければならないものである。

治療を始める前に、担当医は何が最適な治療かを診査すべきである。例えば、歯槽堤の状態は十分あり、フラップレス手術で審美的要求を達成できるか、または、組織の不足があるが、審美的要求はそれほど高くない（例えば、リップラインが低位、唇の可動性が低いなど）場合などである。これら両方の症例においては、従来法の

審美的視点からの上顎前歯欠損の分類

手技により満足できる結果が得られるかもしれない。

その他の状態では、歯槽堤（硬・軟組織）の吸収が顕著な場合がある。このような状態では、担当医は、この後に示すどの治療法を選択するかを選択しなければならない。

・予備的に硬・軟組織の増大術を行い、治癒期間を経過した後にノーベルガイドを用いた治療方法。
・ノーベルガイド・コンセプトとその外科手術の変法を、歯間乳頭形成術を含むフラップ手術とともに行う方法。
・例えば、歯間部および歯とインプラントの距離が少ない場合には、このテクニックを使用して治療するのを避けなければならない場合がある。ガイドスリーブには一定のスペースが必要であり、高さやインプラント間の距離によりガイドスリーブを入れるのが難しい場合、最適なインプラントの位置付けに対して妥協しなければならなくなるかもしれない。このような理由により、注意深く診査すべき項目として以下の4つが挙げられる。

－硬組織
－軟組織
－補綴修復処置
－審美的要求度

PalacciとEricssonが2001年に発表した分類を用いて、妥当性のある手術法を選択することにより、担当医、補綴専門医、そして臨床医にとって最終処置の治療の開始および完了時期を決定するのに多大な助けとなる。以下では、その分類による治療方針の審美性との関係を簡単に説明する。

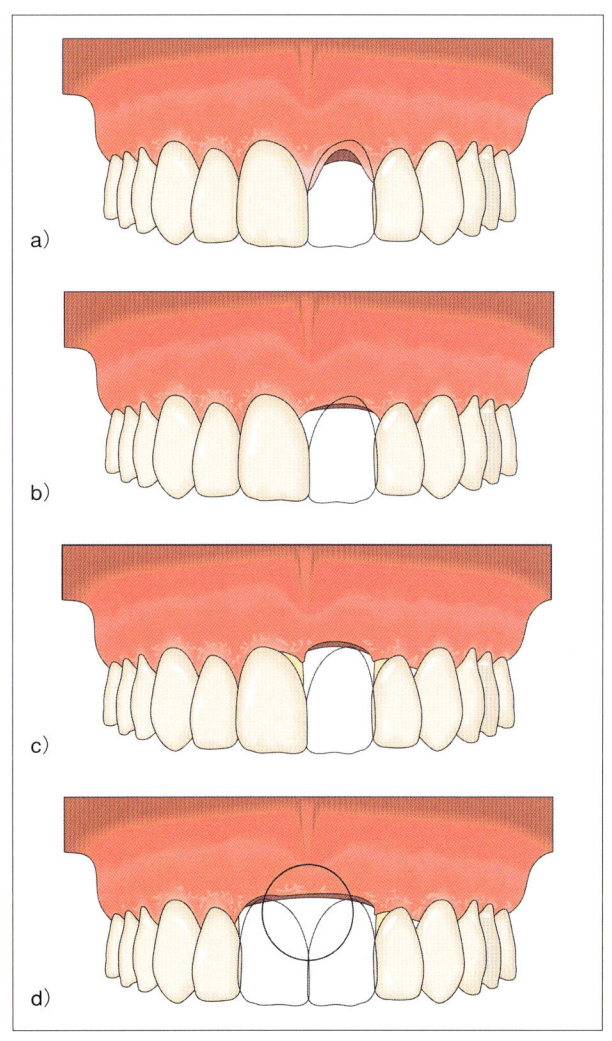

図5-9 垂直的吸収。(a)クラスⅠ：歯間乳頭が保存されているかまたは若干吸収が認められる。(b)クラスⅡ：歯間乳頭に限定的な吸収が認められる（吸収は50％以下）。(c)クラスⅢ：歯間乳頭に重度の吸収が認められる。(d)クラスⅣ：歯間乳頭が存在しない（無歯顎堤）。

審美的視点からの上顎前歯欠損の分類

上顎前歯部の分類は、垂直的および水平的な硬・軟組織の量によるものである。これは、垂直的および水平的観点からそれぞれ4つにクラス分けされている。

垂直的吸収［図5-9］

・クラスⅠ：歯間乳頭が保存されているか、または若干吸収が認められる。
・クラスⅡ：歯間乳頭に限定的な吸収が認められる（吸収は50％以下）。
・クラスⅢ：歯間乳頭に重度の吸収が認められる。
・クラスⅣ：歯間乳頭が存在しない（無歯顎堤）。

第5章　審美的配慮

水平的吸収[図5-10]

・クラスA：頬側組織が保存されているかまたは若干吸収が認められる。
・クラスB：頬側組織に限定的な吸収が認められる。
・クラスC：頬側組織に重度の吸収が認められる。
・クラスD：頬側組織の極度の吸収が認められる。しばしば付着歯肉幅の減少をともなう。

　患者の状態により、異なる分類が混在することもある。それは、治療の全体像の把握、最終結果の映像化、治療の限界の認識をするために、担当医にとって重要なことである。そのためにも、治療を開始する前に個々の解剖学的特徴をこの分類を使用して記録するべきである。それは、予想する最終結果に到達するための、正しい治療手法の選択の指標となる。

　外科医は生体組織についてよく考え、また、歯槽堤増大術はつねに先進的な方法であるということを留意しておかなければならない。

　各分類の各クラスはそれぞれの治療段階であり、臨床医は、クラスⅣからⅡへ、クラスⅢからⅠへといった治療を、1回の外科手術にて達成しようとするべきでない。症例は、クラスⅠから最終的にクラスⅠ、クラスⅡから最終的にクラスⅠとなるものだけでなく、選択した手法や治療の限界によっては、クラスⅣからクラスⅢへ、あるいはクラスⅢからクラスⅡへも可能である。例えば、正常な歯根膜が保存されている、または限局的な骨欠損の患者の治療をする場合、クラウンアバットメントジャンクションは、事実上隣在歯のセメントエナメルジャンクションと同位置となる。一方、隣在歯に支持組織の吸収がある症例においては、隣在歯のセメントエナメルジャンクションは深めの位置にあり、インプラントプラットフォームの位置は歯槽堤レベルとなる。結果的に上部構造は長い歯となり、歯間乳頭が少ないかあるいは存在せず、リップラインが高い患者の場合、審美的問題となる。

　軟組織において4〜5mmの高さの獲得は、種々の外科処置を組み合わせることにより最終的に可能となる。たとえば、

・2〜3mmの軟組織の高さの獲得は、硬組織の増大手

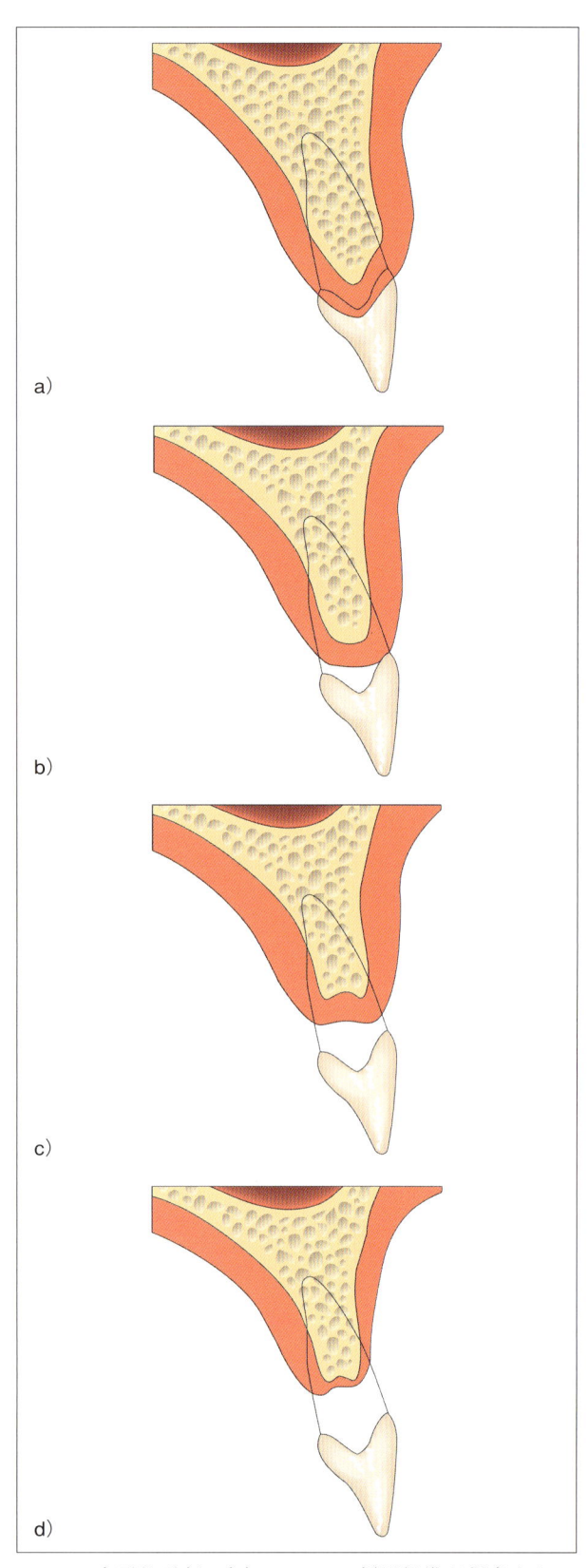

図5-10　水平的吸収。(a)クラスA：頬側組織が保存されているかまたは若干吸収が認められる。(b)クラスB：頬側組織に限定的な吸収が認められる。(c)クラスC：頬側組織に重度の吸収が認められる。(d)クラスD：頬側組織の極度の吸収が認められる。しばしば付着歯肉幅の減少をともなう。

術によって可能。
・2mmの軟組織の高さの獲得は、軟組織の増大手術によって可能。
・1〜2mmの軟組織の高さの獲得は、クラウンレングスニング手術によって可能。

　このような再建方法の種類の違いにより、5〜6mmもの結果の差が生じる。そして、成功か失敗かは、この5〜6mmの違いによるものである。これらは、なぜ臨床医がノーベルガイド・コンセプトを使用して治療を行う前に、注意深く診査を行うべきかを示している。納得できる結果を達成するためには、臨床的な状況ができるだけクラスⅠに近い状態であることが望ましいと考えられる。もし、臨床的な状態がクラスⅠではない場合は、患者は結果の審美性に妥協を強いられる場合や、追加の再建手術（硬組織や軟組織）を受ける必要がある場合がある。

　手術前に義歯が装着されている状態における審美的な診査では、考慮に入れなければならない点がある。
・咬合高径。
・咬合状態。
・歯の形態、色および位置。
・リップサポート。

　義歯の試適を行った場合、レジンによる頬側の床縁は、十分な組織のサポートが可能であるが、最終的にインプラント支持による補綴処置が終了した場合には、その床縁のサポートはなくなってしまう。もっとも大切な点は、唇と歯の唇側面の位置関係が正しくなるような、新しい前歯の位置である。

　ノーベルガイド・コンセプトについて考える際、臨床医は、いくつかの治療のオプションがあることを知らなければならない。すなわち、
・スクリュー固定による修復物。
・セメント固定による修復物。
・既製のアバットメントの使用。
・カスタムメイドアバットメントの使用。
・最終または暫間修復物。

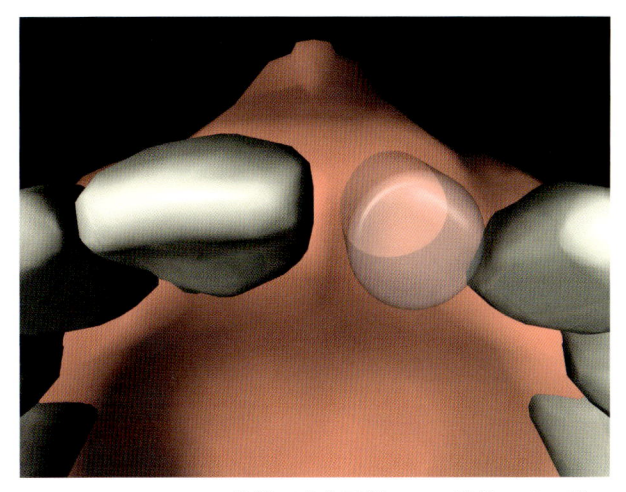

図5-11　クラスⅠAの状態の咬合面観。この状態では、硬・軟組織の量が十分存在し、ティッシュパンチテクニックが使用可能である。円柱は、周囲組織とよく一体化されたアバットメントのエマージェンスプロファイルを示す。

　高い審美性の達成を予想できる場合には、最終的なプロセラインプラントブリッジのために暫間固定性修復を行うべきである。

　経過観察期間において、インプラント周囲組織の若干の修正が必要になる場合もある。鼓形空隙は、口腔衛生、審美および発声の問題より、二次的に修正する場合もある。患者は、新しい歯の状態に慣れるのにもっと時間がかかる場合もある。咬合状態も経過観察期間中に変化する場合がある。

　リップサポートの不足や歯の位置、形態およびサイズなどで審美的に満足できなかった場合には、改善が必要となる。どのような改善が必要かは、患者と同様に補綴専門医にも重要な情報であり、そのためにも暫間修復物は重要な役割を果たす。

治療計画

　図5-11は、異なるステージの歯槽堤の吸収状態を示している。ティッシュパンチテクニックは、十分な顎堤がある場合には適応できる。顎堤が吸収してすぐであれば、この手法は、組織を足すのではなく軟組織を動かすことにより可能となる。他の手法が最適な審美領域性を確立するために必要な場合もある（図5-12）。
・硬組織の再建が必要なクラスⅢやⅣの症例においては、すべての症例においてインプラントを最適な位置に埋入

第5章　審美的配慮

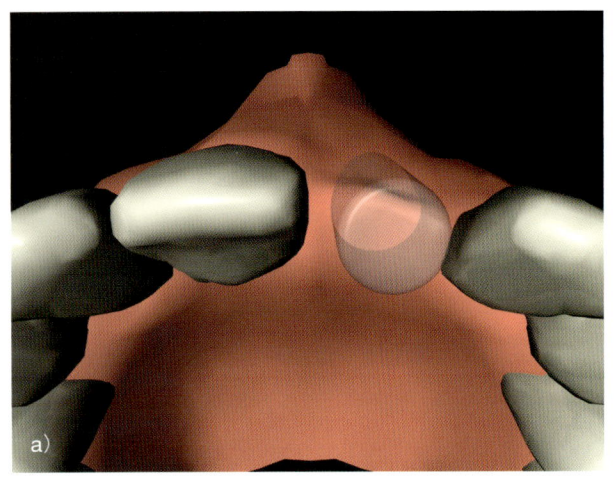

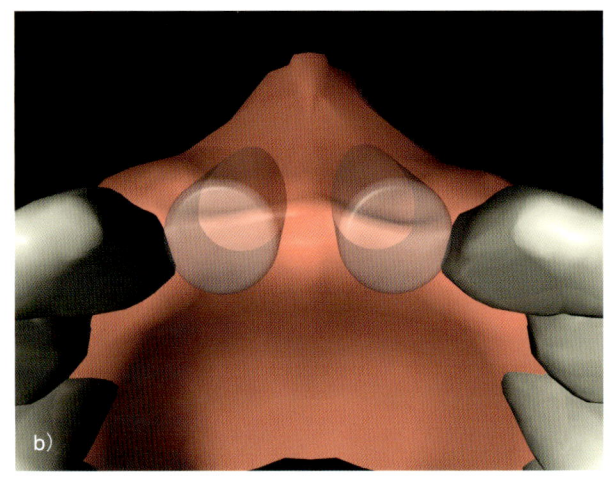

図5-12　頬側に顎堤吸収や組織の欠損があるために、アバットメントは頬側や根尖側に露出し、結果的に審美性を妥協しなければならない状態。単独歯（a）、複数歯（b）。

するための再建手術が必要となる。
・クラスIIの症例においては、2つのオプションが考えられる。（1）第1の方法は、インプラント手術の前に軟組織の再建手術を行うものである。そして、フラップレステクニックを用いるとともに、ドリリング前にサージカルガイドを使うときに十分な骨の裏打ちのある軟組織を除去する方法である。（2）第2の方法は、すべての残存組織を保存する方法で、全層弁を剥離するとともに、歯間乳頭の再建を行う方法である（Palacci 2001）。これらの2つの方法は、異なるアプローチではあるが、同じ結果を得ることが可能である。担当医は、簡単で信頼のおける方法を選択するべきである。最初の方法は、インプラント手術の前に追加の手術が必要となる。2番目の方法は、垂直的および水平的は歯間乳頭の再建にあたって一定の軟組織量が必要となる。

　歯間乳頭再生術は、担当医の助けとなるが、歯肉弁を剥離し、頬側に翻転しなければならず、ノーベルガイドのテクニックおよびコンセプトを若干修正して用いる必要がある。頬側の床縁を必要な部分に応じて除去する必要がある。しかし一方では、水平的な固定ピンがなくなることにより、サージカルガイドの安定性を損なう原因にもなるため、サージカルガイドの維持のために他の方法を考える必要がある。

　手術時においては、担当医はつねに、サージカルガイドの安定性に気を使うべきである。適合性が良くない場合の、サージカルガイドの若干の動揺などは、不適切なインプラントおよび補綴物の位置に影響する。
・適合不良。
・隣在歯とのコンタクトポイントの不良。
・対合歯との咬合関係の不良。
・結果的にインプラントのオーバーロードが起こり、インプラントの喪失（咬合関係は、即時荷重症例において、成功のための重要なファクターとなる）。
・結果として、審美不良、患者の不満につながる。

　これらの手術は、追加の時間、労力および料金が必要となる。こういった内容をすべて、詳しく患者へ説明しなければならない。

欠損状況による治療オプション

クラスIVD
無歯顎患者

　これらの患者は、即時荷重に耐えうる十分な骨質および骨量があれば、ノーベルガイド・コンセプトにて治療の成功を得られる。骨量が不十分な患者の場合、ノーベルガイドにより治療前に適切な位置、本数のインプラントを埋入するために、外科的な処置（サイナスリフト、臼歯部への骨移植、さらに／または上顎前歯部の顎堤前縁の再建のための自家骨移植）が必要となる。そのようなケースの場合、審美的用件は、十分なリップサポート

欠損状況による治療オプション

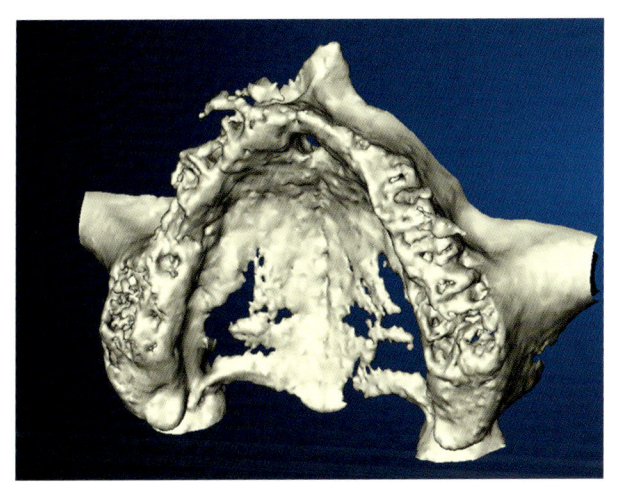

図5-13 上顎無歯顎の三次元的形態。インプラントの埋入位置は、解剖学的に考察することにより決定される。すなわち、広い切歯管、上顎左側前歯部のナイフエッジ状の顎堤、両側の犬歯部における多くの骨欠損、小臼歯部における十分な骨質と骨量である。

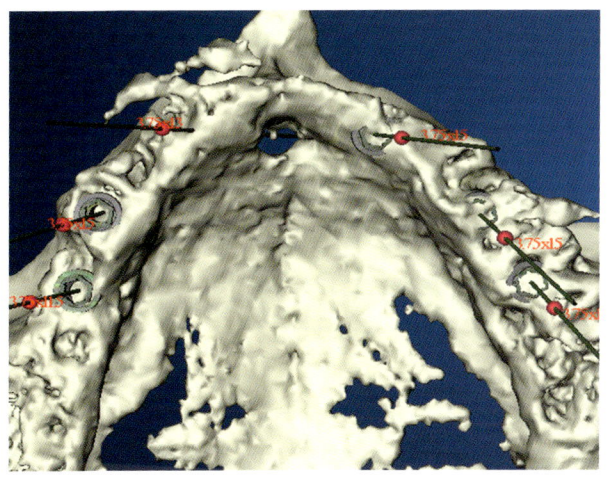

図5-14 インプラントは、切歯管や高度に骨吸収した顎堤（上顎前歯部および犬歯部）のような解剖学的な構造を考慮に入れ、側切歯部と小臼歯部に埋入することが予想される。

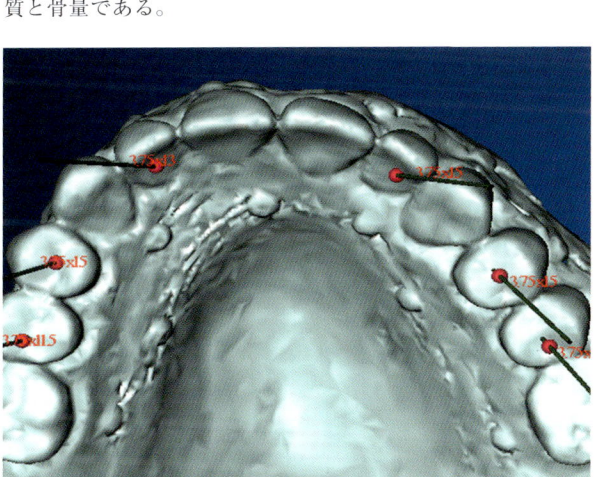

図5-15 補綴物の設置。インプラントの位置は、エマージェンスプロファイル、ストレスの分散、衛生状態、そしてメインテナンスの観点から最良と思える。

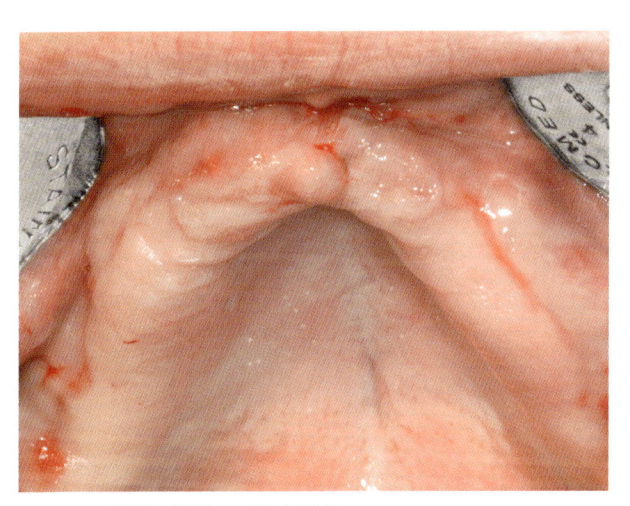

図5-16 上顎無歯顎の口腔内写真。

（歯肉色レジン床付きの補綴物）と歯の位置、形態・色の2つの要素に委ねられている。

　義歯形態のプレサージカルガイドを用いたノーベルガイドのコンセプトは、基本的にこの治療指針と一致している。担当医は、将来の補綴を決定し、歯の排列形態、位置、そして咬合を確認することができる。図5-13～5-19は、ノーベルガイド・コンセプトを用いた無歯顎患者の治療計画を示す。

部分欠損患者

　これらの患者は、無歯顎患者に準じて治療が進められる。しかし、審美的要望は高くなる可能性がある。この治療においては、問題が（おもなものとしては残存歯の存在、サージカルガイドと長いドリルの使用、そしてインプラントの埋入のために利用できるスペースの制限により）起きる。残存歯の存在は、垂直的にも水平的にも利用できるスペースが限られてしまう。すなわち、垂直的には、歯の萌出、限られた垂直的顎間距離、限られた開口量が関与し、水平的には、骨吸収、歯の移動、歯の傾斜が関与する。スペースが限られた場合、レジンガイド内のガイドシリンダーの装着には注意を払わなければならない。また、治療計画を立てる際に、クラウン、ポ

69

第5章　審美的配慮

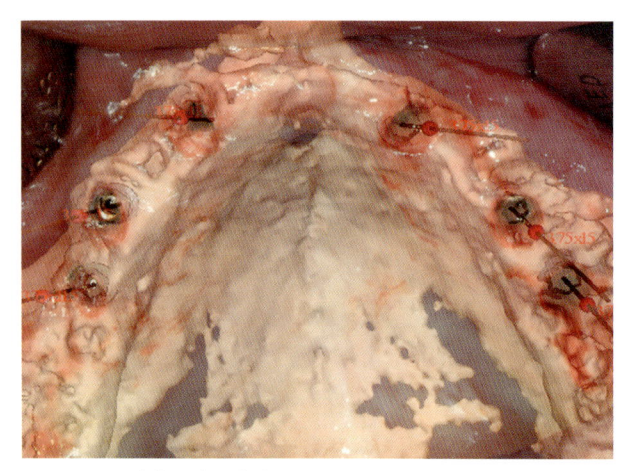

図5-17　口腔内写真と仮想インプラントの埋入位置の重ね合わせ。

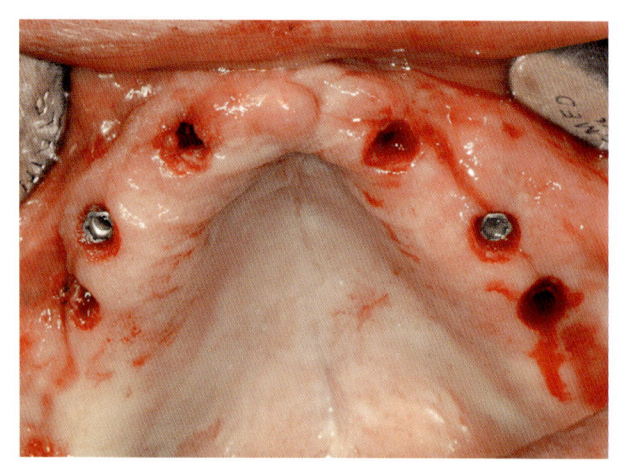

図5-18　コンピュータ上でのインプラントの埋入状態と、インプラントの埋入後の実際の口腔内状態の関係。

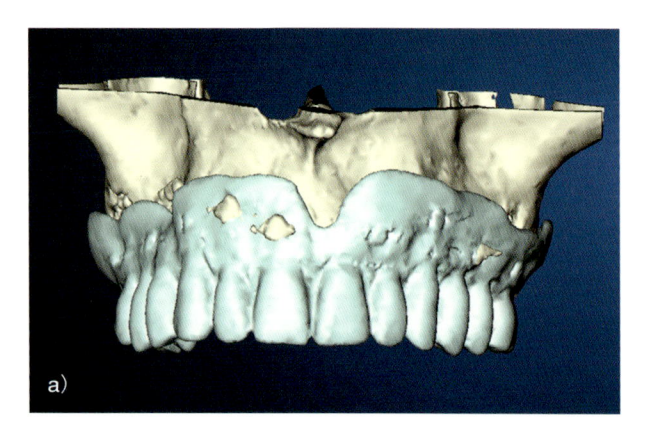

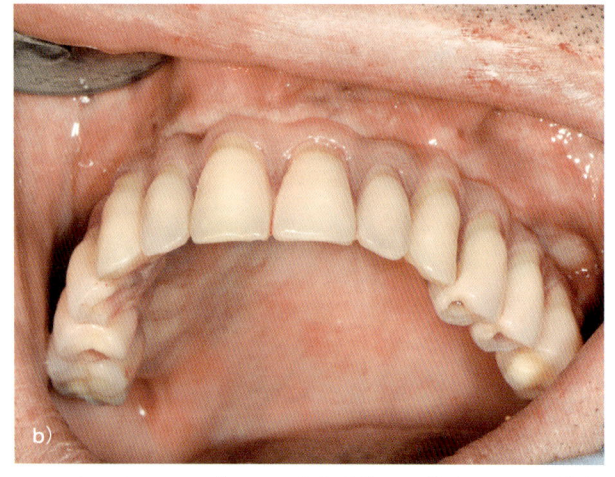

図5-19(a、b)　コンピュータ上と実際の口腔内における補綴物の設置状態とそれぞれの対比関係。

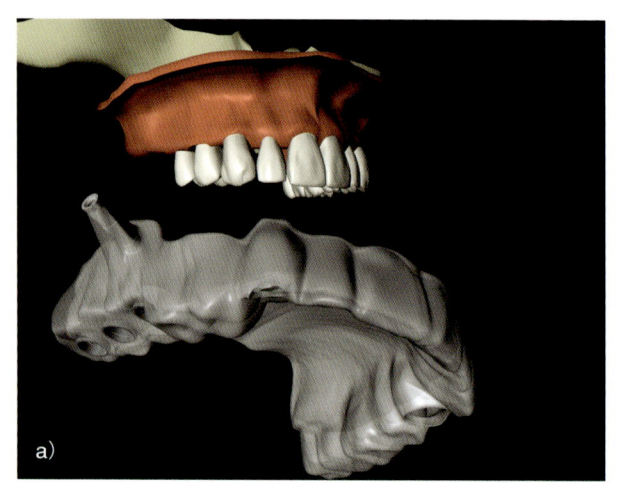

図5-20(a〜p)　部分欠損患者におけるノーベルガイド手術のためのステップごとの概略。

　ストコアや充填物のようなX線不透過材料が、X線診断において散乱像を生じることもある。その場合、担当医はプロセラソフトウェアを用いて正確にインプラントの埋入が行えなくなり、最終補綴物をかなりの場合、妥協することとなる。

　X線サージカルガイドのコンセプトもまた、これらの患者のために変更を余儀なくされる。ガイドは、残存歯に完全に適合しなければならない。一方、不正確なインプラントの埋入は、インプラント上の補綴物の不適合、咬合の不安定、食片圧入を惹起するような不適切なコンタクトポイント、衛生状態の悪化、および／または審美的な不自然さを招くことになる。これらの問題を避けるために、ガイドの装着をコントロールする必要があるので、歯の咬合面に対して窓を開けるべきである。残存歯部は歯根が存在するため、安定ピンの設置はできないので、ガイドを安定させるためにクランプで着脱することとなる。

　図5-20に、ノーベルガイド・コンセプトを用いた部分欠損患者の治療計画を示す。

欠損状況による治療オプション

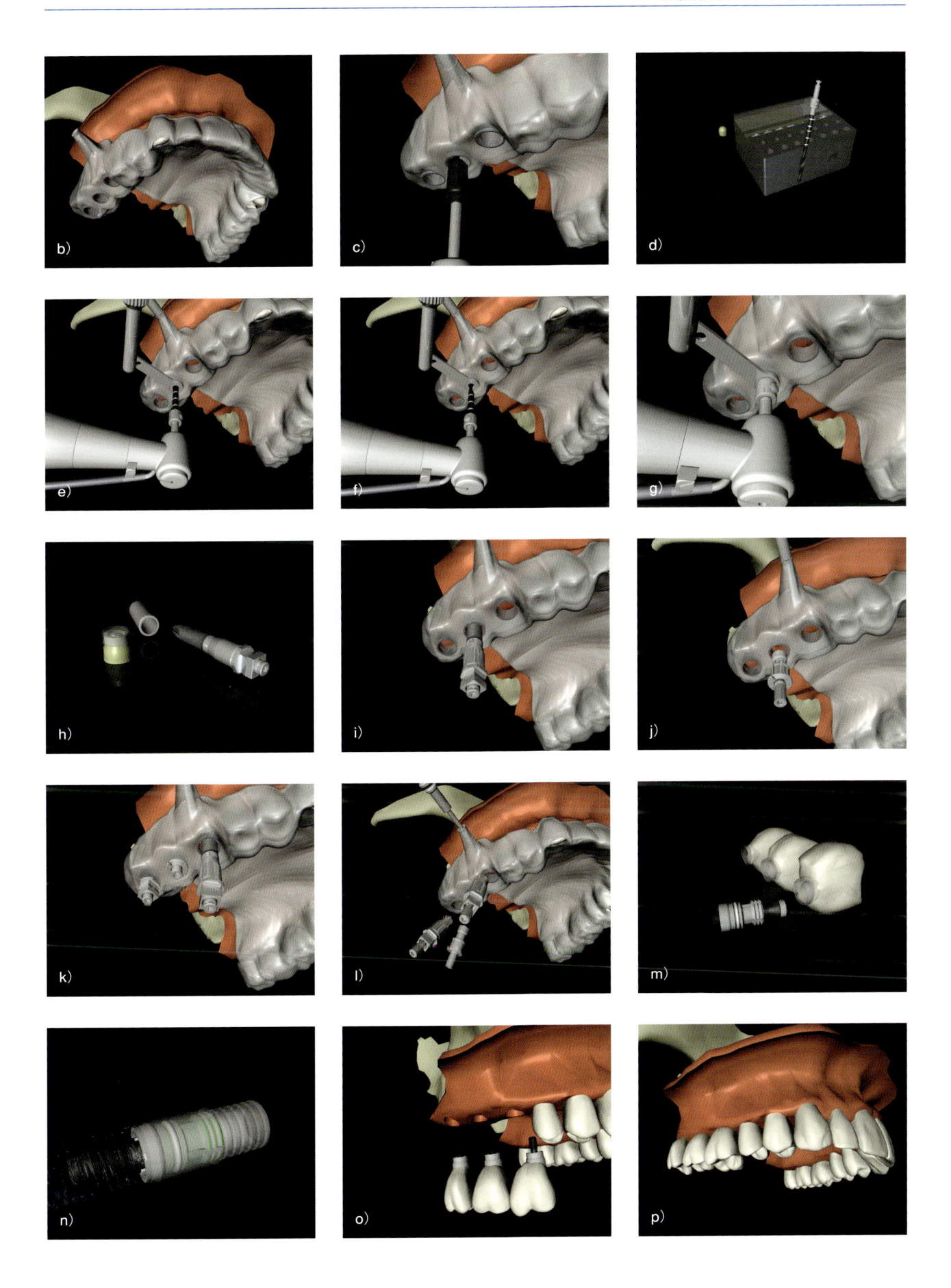

71

第5章　審美的配慮

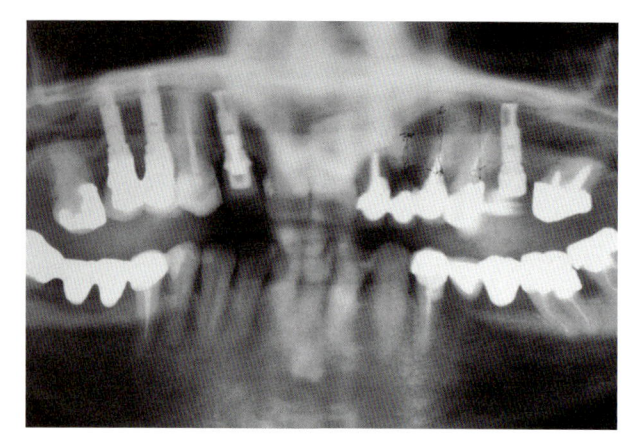

図5-21　症例1の患者のパノラマX線写真。

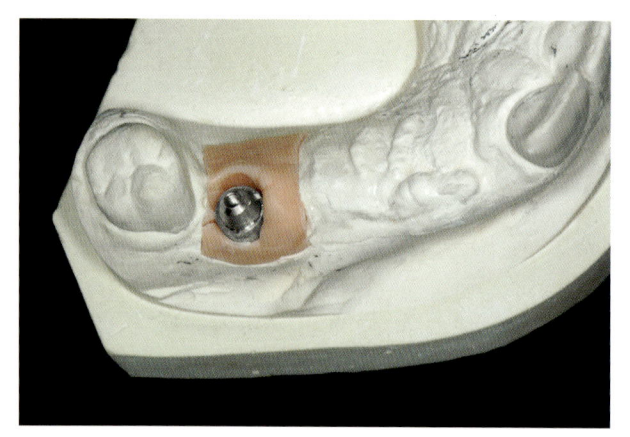

図5-22　アバットメントを軟性のシリコーンにより取り囲んだ模型上の口腔内の状態。

クラスⅢC

ノーベルガイド・コンセプトは、十分な顎堤がある骨の存在下においては、インプラントの埋入位置を担当医に効果的に示すことができる。Ⅲ級Cの患者では、十分なティッシュサポートを再現するため、硬組織を顎堤に加える必要がある。これらの状況では、いくつかの治療の条件が選択される。
・骨移植。
・顎堤の矯正的挺出。
・インプラント埋入前の仮骨延長。

これらの一つの条件も選択しなければ、リップサポートを許容範囲内に再現し、また審美的な成功を得るため、ポーセレンもしくはレジンによる見た目上の審美性回復を最終補綴物に取りこまなければならない。

クラスⅡB、ⅠA

クラスⅡBとⅠAの状況では、手術をするときにクラスⅠAにできるだけ近い状況を得ることが重要である。それには、2つの可能なシナリオがある。すなわち、患者がすでにクラスⅠであり、この状況における基本的なプロトコールはすでに示されている場合、もしくは、クラスⅡの患者でインプラント埋入時に軟組織の移植術が、クラスⅠにするため必要な場合である。

症例報告

症例1：いくつかの特例におけるノーベルガイドの精密性

この患者においては、現在の固定性部分義歯は除去し、機能と審美はインプラントによって回復される。しかしながら、患者の要求と担当医の立場の関係でさまざまな問題が起こる。この患者は、埋伏した犬歯が存在しているが、着脱式の暫間修復物を拒否した。担当医は、抜歯によって起こりうる大きな骨欠損のため、この埋伏歯の抜歯を避けるべきである（図5-21）。

固定性の暫間修復物は、インプラントの埋入後すみやかに装着するとされているが、この症例では、インプラントが第一大臼歯相当部に埋入された。将来の前方部のインプラント上への咬合力を最小限にするため、オッセオインテグレーション獲得に6ヵ月を費やした（埋伏犬歯の位置によりインプラントの長さが制限されるため）（図5-22）。

プロセラソフトウェアによるノーベルガイド・コンセプトを用いることにより、担当医は、歯の欠損部位に2本のインプラントを埋入することができると判断した（図5-23）。三次元的な分析では埋伏歯の上部に8.5mmの（図5-31参照）、そしてその遠心に11.5mmのインプラントを埋入できることを確認した。

その後、遠心のインプラントが固定され、近心部分すべてが咬合に関与しない固定性の暫間修復物が設計された。

審美的な考察をしたところ、患者は、高位のリップラインに相当するような上唇の可動性を持っている。しかしながら、担当医は側切歯と犬歯のエマージェンスプロ

症例報告

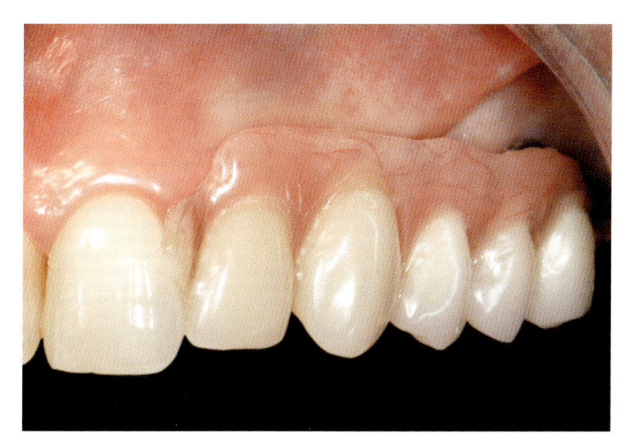

図5-23 装着した補綴物のガイドを、臨床的、外科的さらに補綴的な条件で評価した。上顎の左側側切歯と犬歯部位の唇側のフランジ部分を注視すると、いくつかの外科的手法が最終的な審美的な要件を満たすために必要であることがわかる。

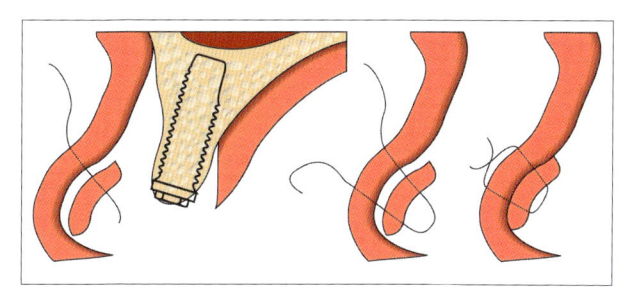

図5-24 フラップの内側に移植材料を置いている概要図。

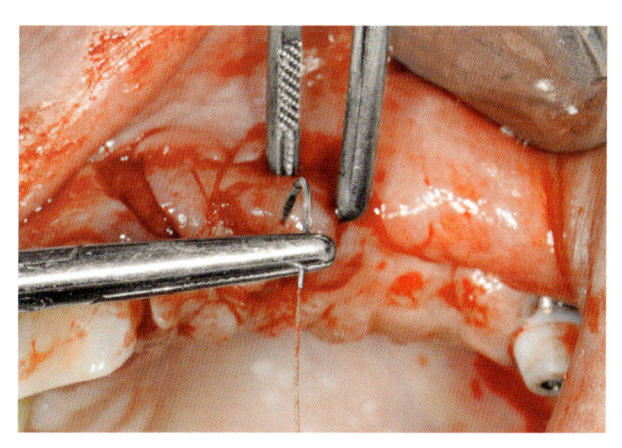

図5-25 結合組織の移植材料は口腔内から採取し、豊隆の足りない場所に最大限に顎堤の拡張するためフラップの内側を縫合する。

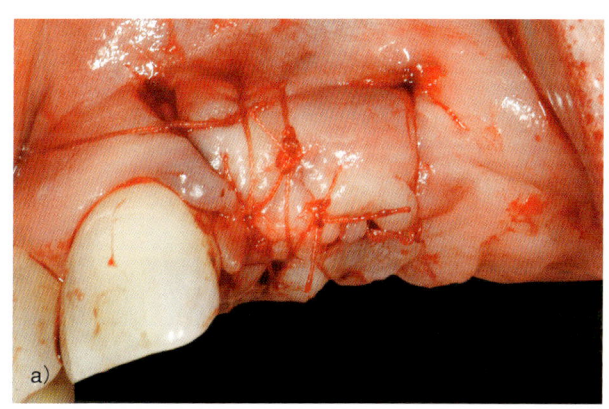

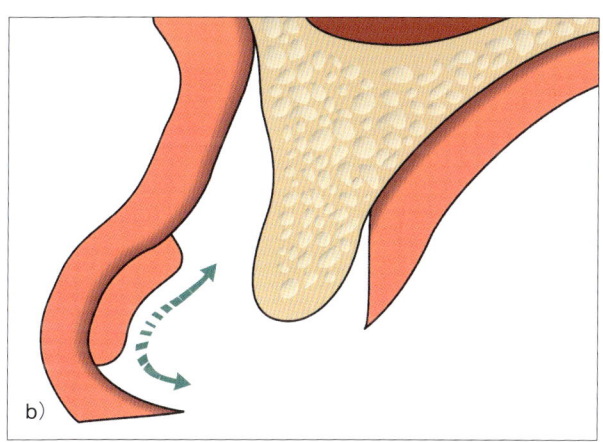

図5-26 縫合移植する口腔内写真(a)と概要図(b)。

ファイルなど、この補綴物の前方の審美性を考慮しなければならない。

インプラント埋入前に、十分な顎堤の豊隆を与えるため、口蓋側から得られた結合組織の移植が施された。この移植片は、概略図が示すようにフラップの内側に縫合された（図5-24）。

全層歯肉弁を翻転し、フラップに減張切開を入れた。結合組織の移植材料は、顎堤頂部の上皮化されていない場所に置き、その後必要な部分を縫合した（図5-25、5-26）。

4週後、軟組織の形態、色調が正常になる。（図5-27）レジン歯を用いて放射線用のガイドを製作し、プロトコールに従い、ガッタパーチャを用いてマーカーを唇側と口蓋側に明示した。このガイドは、既存のインプラントで固定されている（図5-28）。

最初に外科的な評価を行った担当医の状況と、移植が治癒した後の顕著な相違が、唇側に軟性のシリコーンを用いて製作された審美的模型により認められる（図5-22）。

2回印象法を用いて、既存のインプラントがサージカルガイドと放射線用テンプレートの固定に用いられた（図5-28）。

術前にガイドの適合を注意深くチェックし、手術の際にこのテンプレートはインプラントの正確な位置決めをするために、マルチユニットアバットメントへ固定され

73

第5章　審美的配慮

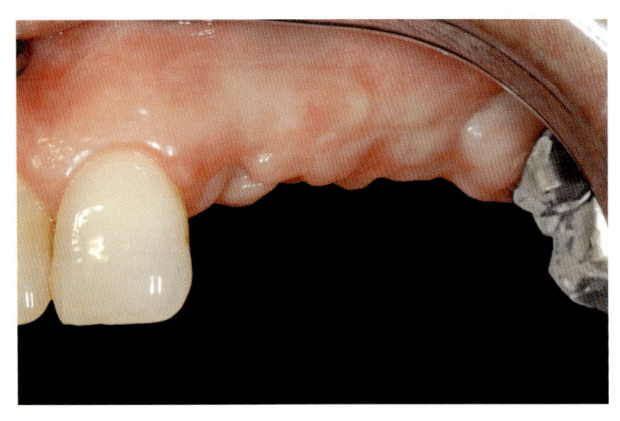

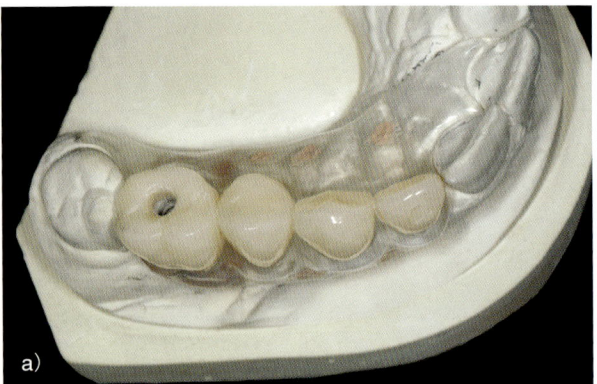

図5-27　歯肉粘膜手術の2ヵ月後の顎堤拡張術を行った口腔内所見。

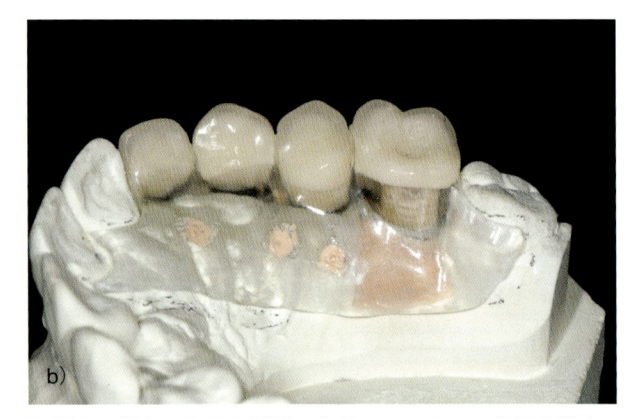

図5-28　ガッタパーチャで指標をつけた補綴ガイドの唇側面(a)と口蓋面(b)。異なった面と唇側の床縁にマーカーの位置を設定している。

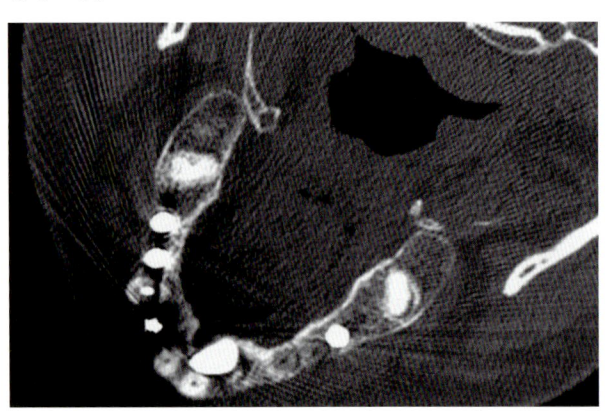

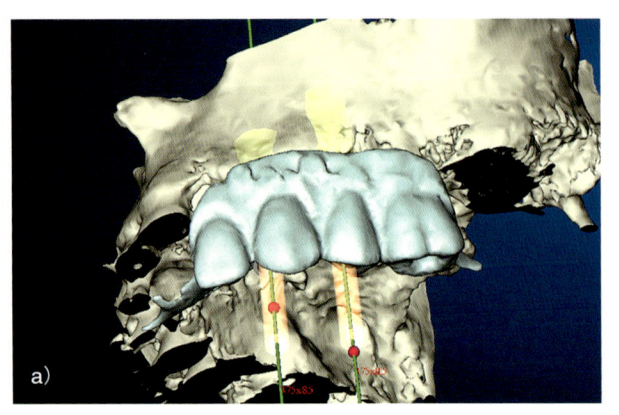

図5-29　埋入している犬歯とインプラントの位置の咬合面図。

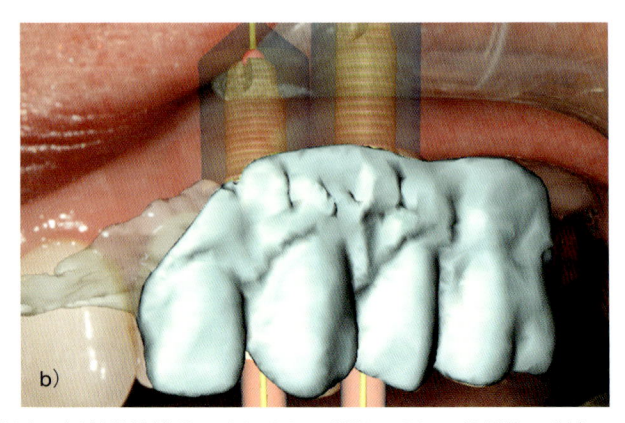

図5-30(a、b)　ガイドを置いた時の三次元的構造。インプラントの埋入は解剖学的構造、それぞれの制限、そして補綴物の調和で成り立っている。

症例報告

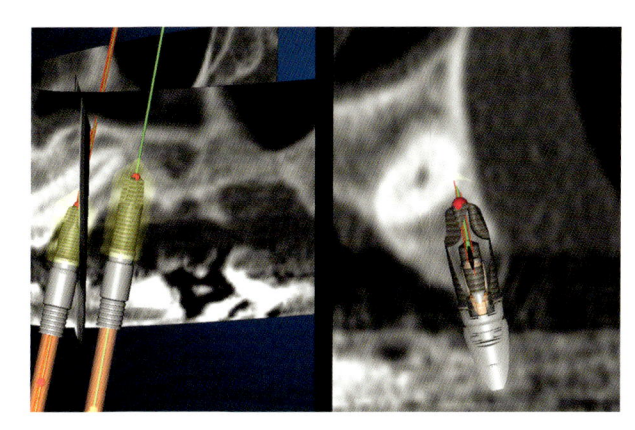

図5-31 埋伏している犬歯上へのインプラントの位置の精度。

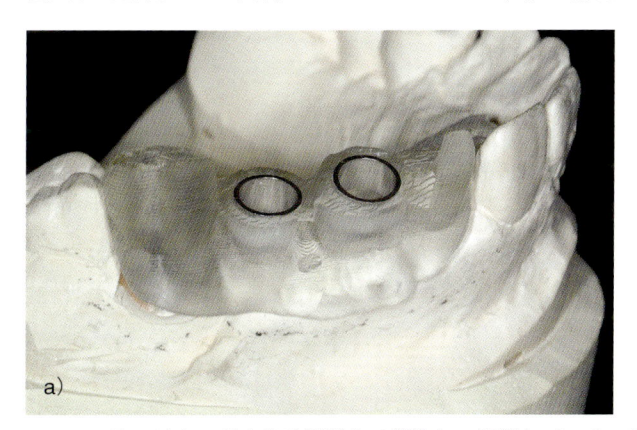

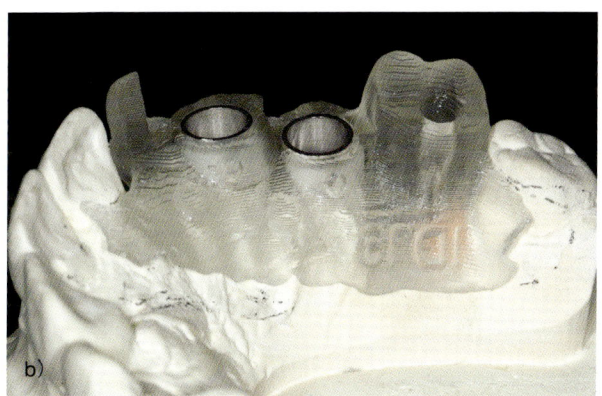

図5-32 サージカルガイドは模型上で製作し、設置している。遠心のインプラントはこのガイドを安定にするために用いる。唇側面(a)と口蓋面(b)。

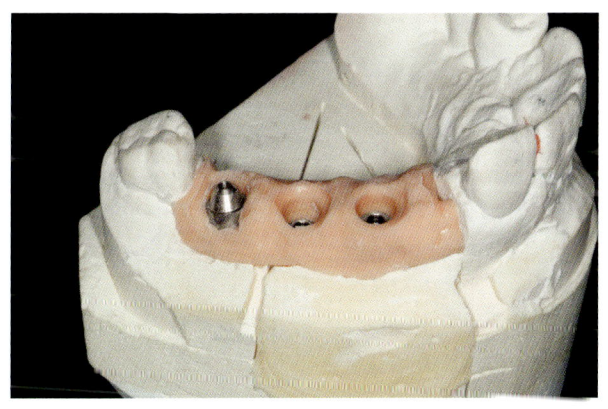

図5-33 模型を製作する。インプラントのレプリカがコーピングに固定され、軟性のシリコーンと石膏を上部に注ぐ。

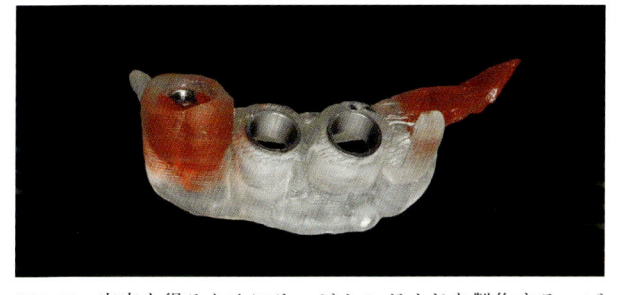

図5-34 安定を得るためにサージカルガイドを製作する。ゴールドシリンダーは遠心側のすでに埋入されているインプラント上に含まれている。パターンレジンでの延長は、近心側のガイドの安定のためである。埋伏歯があるため、ガイドピンは使用できない。

た。

これにて、補綴物の適合、エマージェンシープロファイル、そして咬合関係がコントロールできる。4ヵ月後、マルチユニットアバットメントを用いて最終修復物が装着された。

この症例の場合、ノーベルガイド・コンセプトの使用により、担当医は、正確な手法で他のフラップを考えることなしに、埋伏した犬歯を避けてインプラントを埋入することができた。この包括的なコンセプトは、インプラントの埋入位置を最適化し、インプラントの位置や長さの計算を可能にした。

また、ノーベルガイド・コンセプトを使用することで、暫間的な固定性即時修復物を装着する可能性を広げ、新しく埋入したインプラントと既存のインプラントを併用できるようにした(図5-29〜5-37)。

75

第5章 審美的配慮

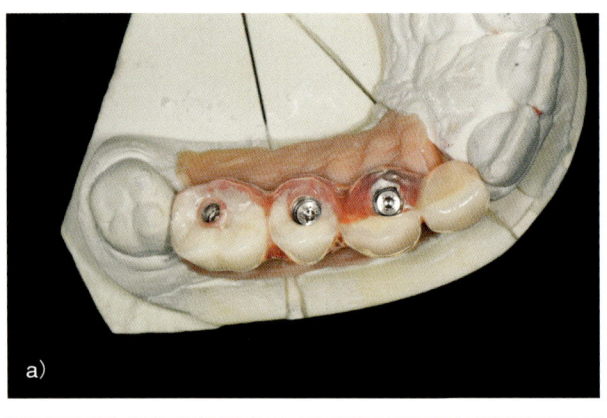

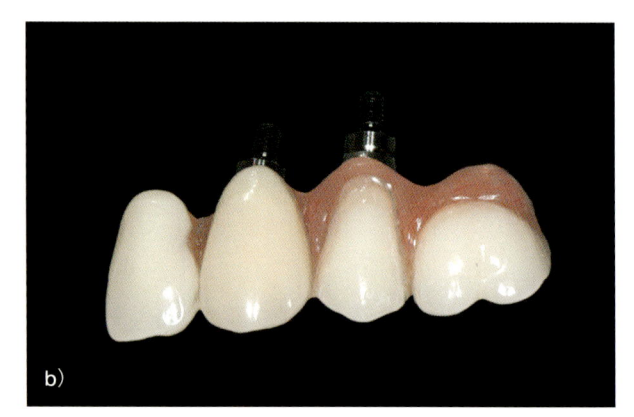

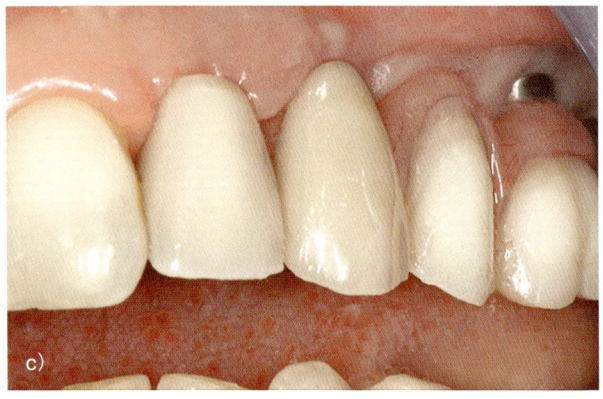

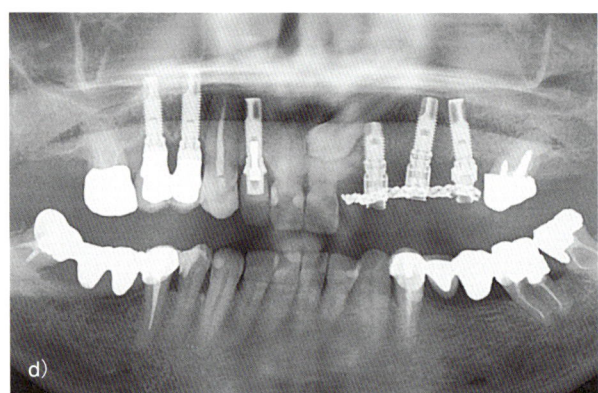

図5-35（a、b） 暫間補綴物。（c）術後4日、（d）症例の分析と処置内容の最適な関係のX線写真。

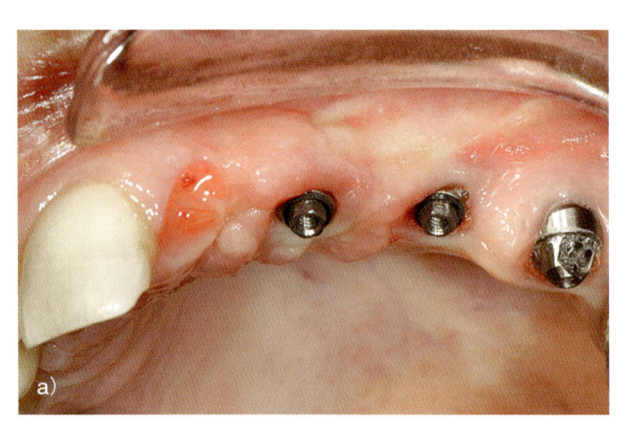

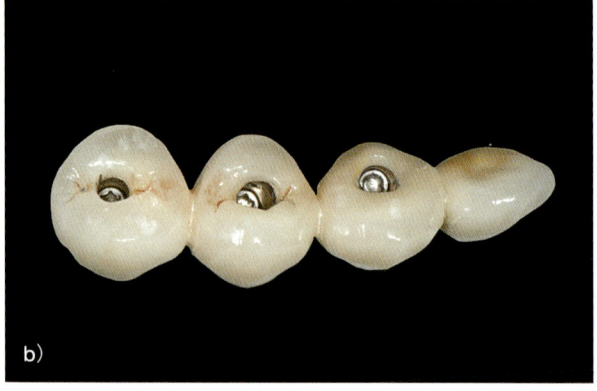

図5-36（a、b） 6ヵ月後、アバットメントをマルチユニットアバットメントに替える。陶材焼付鋳造冠の補綴物を製作する。

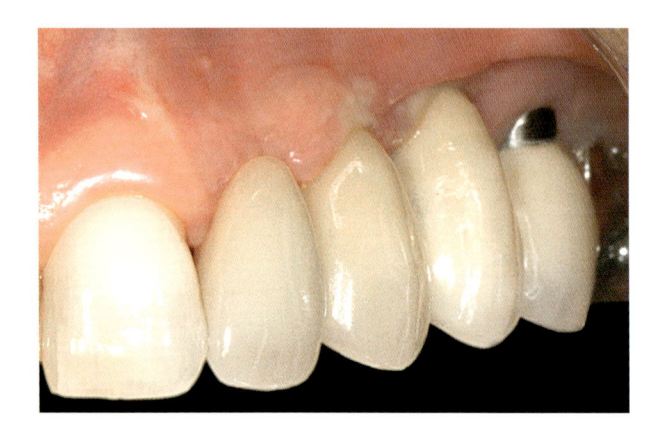

図5-37 インプラント手術後6ヵ月の口腔内写真。

76

症例報告

図5-38 口腔内状態。下顎は固定性のパーシャルデンチャー、上顎は可撤性のパーシャルデンチャー。

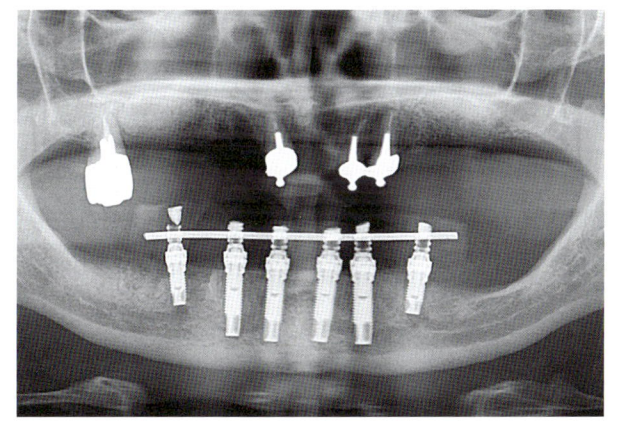

図5-39 臼歯部の骨移植と前方部の抜歯部位を示すパノラマX線写真。

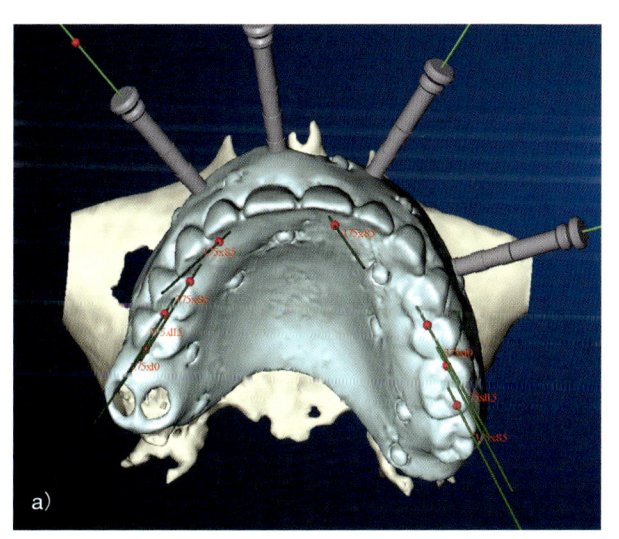

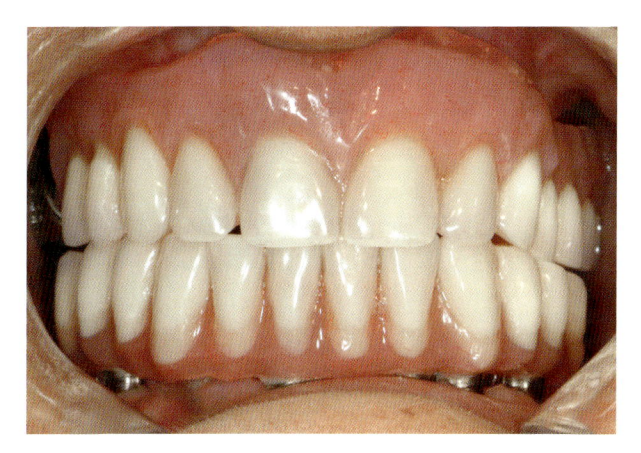

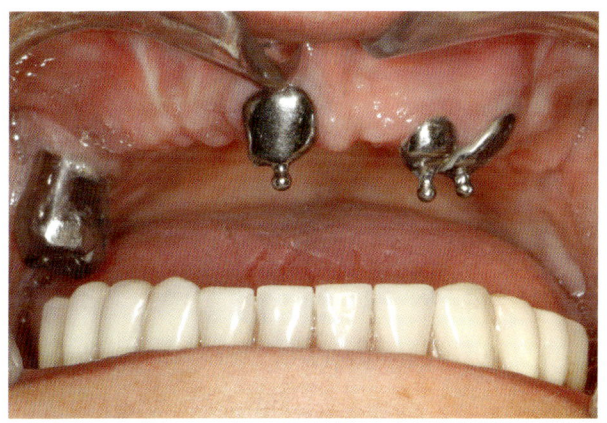

図5-40 臼歯とアタッチメント処理された前歯部は抜歯しなければならない。

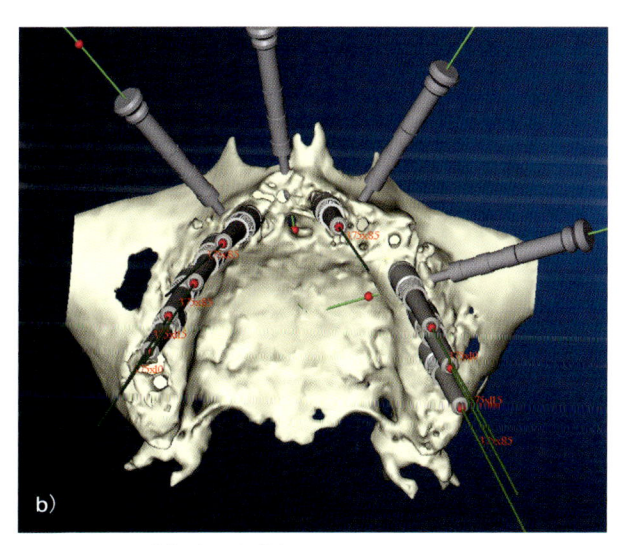

図5-41(a、b) プロセラソフトウェアを用いて、残存歯根を抜去し、インプラントを埋入した状況。

症例2：ノーベルガイドの使用抜歯とインプラント埋入の併用

　ノーベルガイドシステムを使用するとき、いくつかの特異的な臨床上の状態が問題になる可能性がある。たとえば、残存歯や残根を抜去する必要がある場合にインプラントの即時埋入を行うと、歯槽内に正しくインプラントを埋入することが困難であり、埋入したインプラントの固定が得られず、危険にさらすことになりうる。また、

77

第5章　審美的配慮

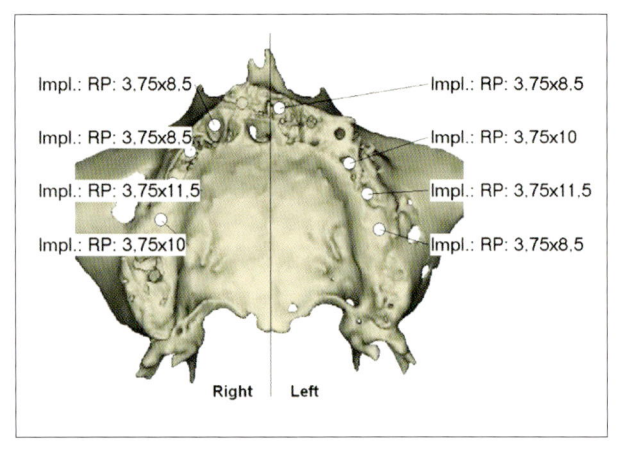

図5-42　インプラントの埋入場所と距離の概要図。

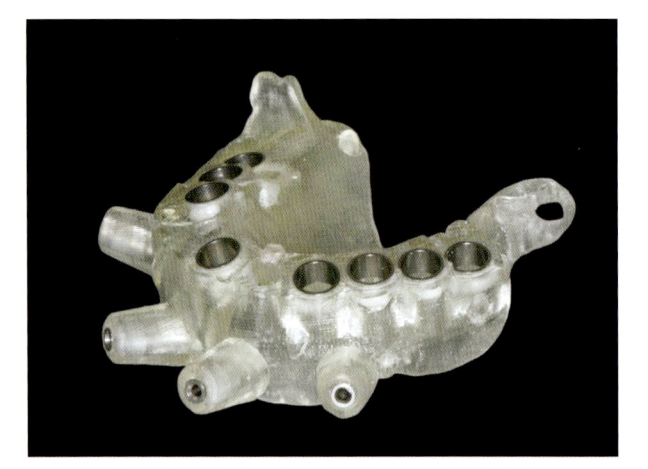

図5-43　サージカルガイドを用いて臼歯部に6本だけ埋入する。前歯部のスリーブは模型上の埋入のレプリカのために使用する。

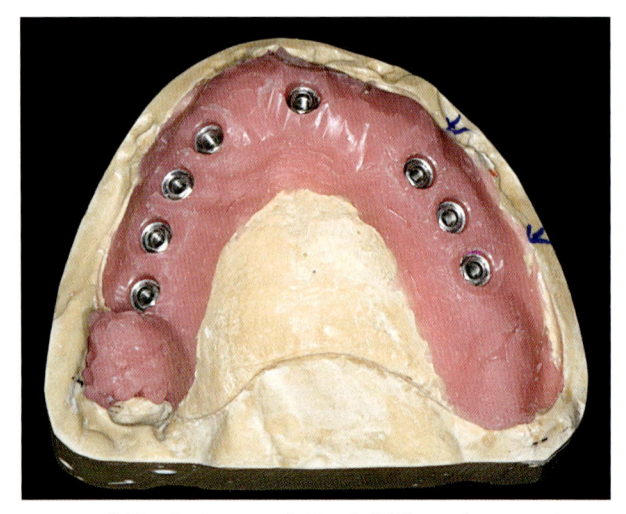

図5-44　軟性のシリコーンを用いた模型。4本のマルチユニットアバットメントが、2本の遠心と中間のインプラントに用いられる。

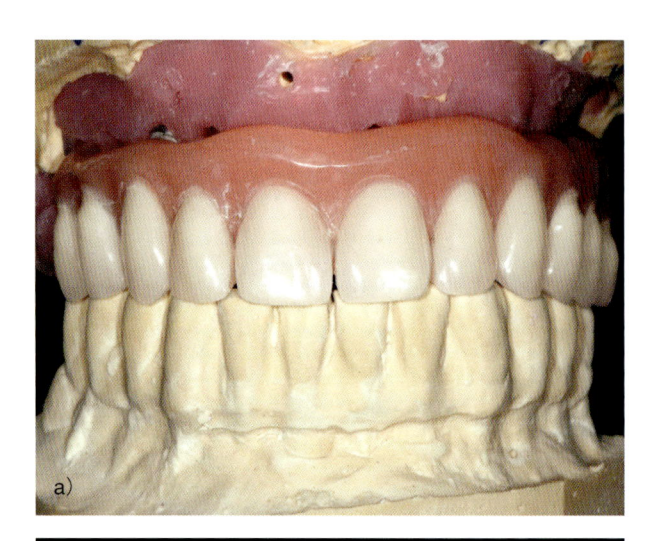

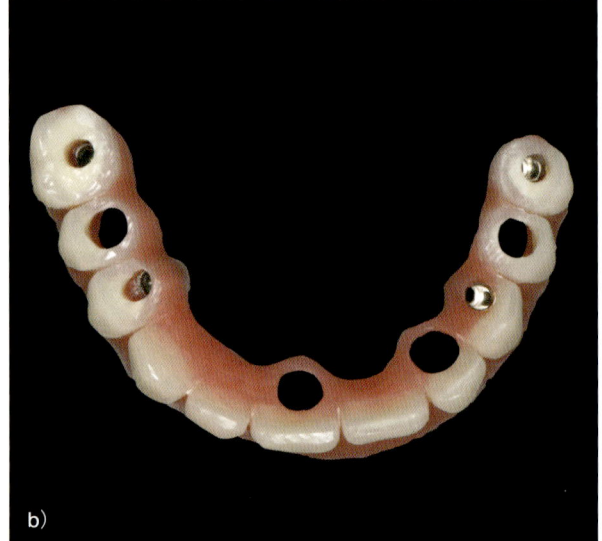

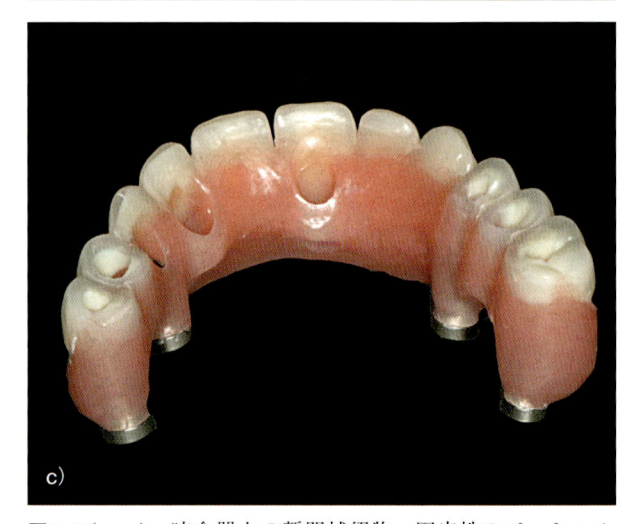

図5-45（a〜c）　咬合器上の暫間補綴物、固定性のパーシャルデンチャーの咬合面観と口蓋面観。修復物がアバットメントにレジンによって接合されている穴は、精密な適合が要求される。

症例報告

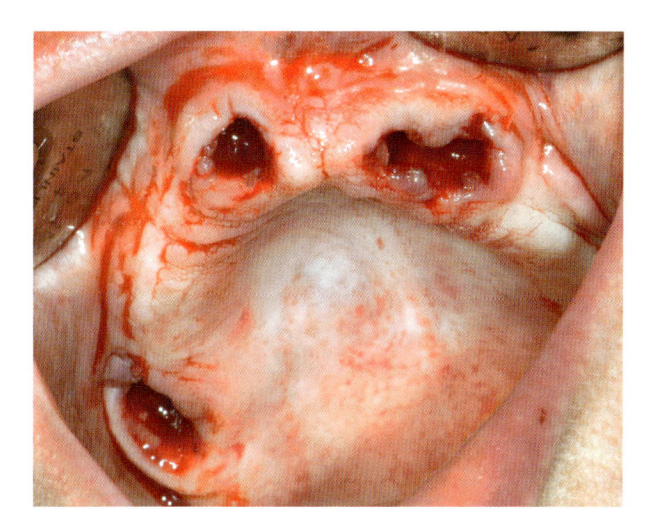

図5-46 ガイドを置けるように歯根を抜去する。

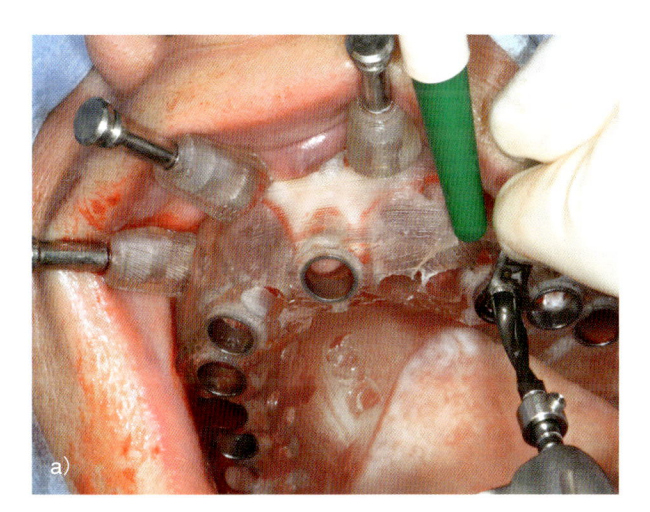

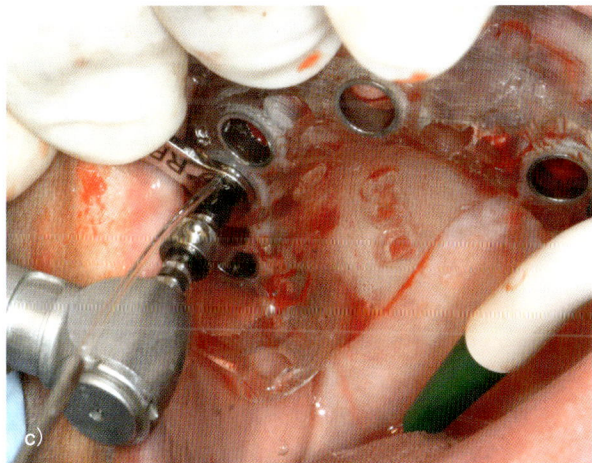

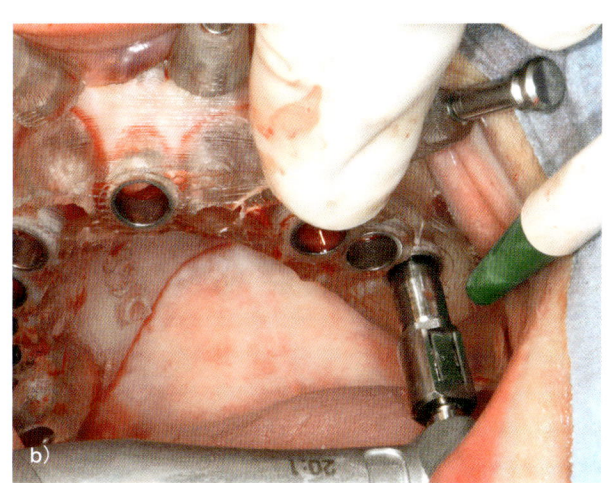

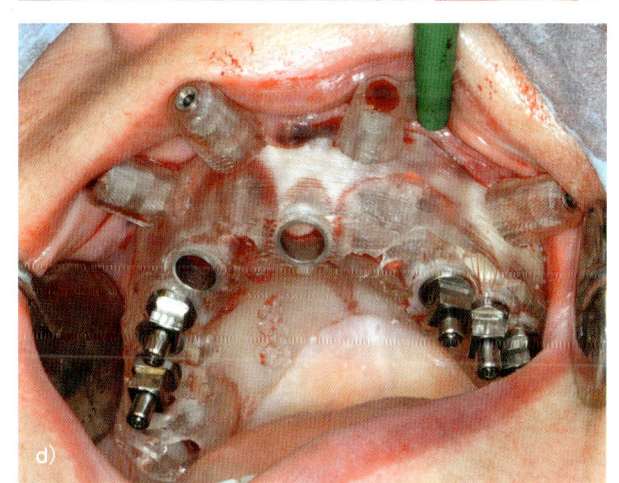

図5-47(a〜d) プロトコールどおりに6本の臼歯部のインプラントを埋入する。

抜歯される残存歯やクラウンや歯根が、ガイドの正しい位置決めを阻害する可能性もある。

治療する部位を、臨床的に検査する必要がある。問題の解決は、ガイドと固定性の暫間的なパーシャルデンチャーと併用、しいてはより古典的なインプラント治療をすることである。この症例は、この治療条件を示すものである。

患者は58歳の女性で、下顎にはすでに固定性のインプ

79

第5章　審美的配慮

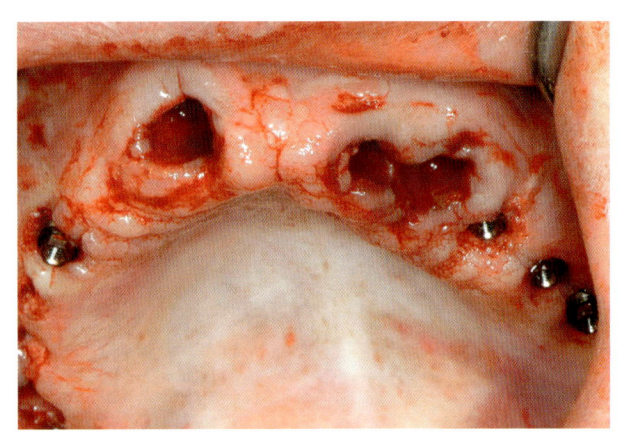

図5-48　ガイドを外し、インプラント周囲の骨鋭部を、トレファインバーを用いて歯槽整形する。マルチユニットアバットメントは6本のインプラント上にスクリュー固定する。

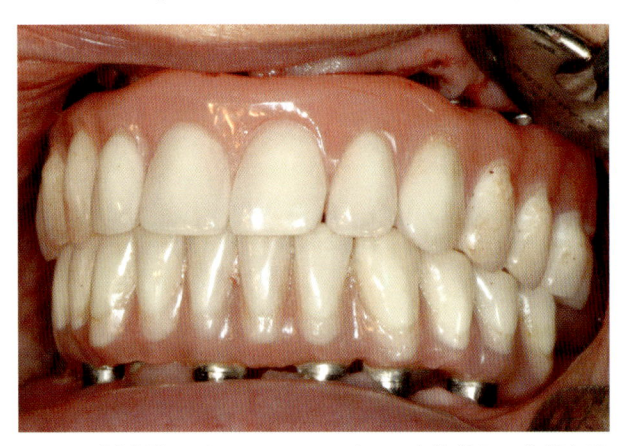

図5-49　固定性のパーシャルデンチャーを装着し、位置と咬合をチェックする。ドリルで際前方部のフィクスチャーの位置を決めるため、前方に穴が開けられる。

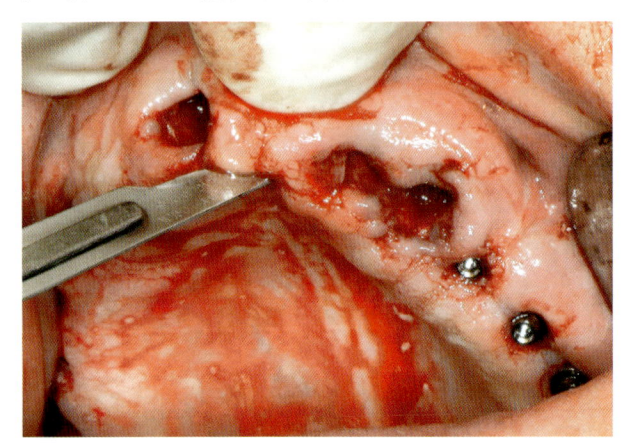

図5-50　フラップを翻転。インプラントは事前に決めた位置に埋入する。しかし、臨床上の状況（顎堤の形態、骨欠損、骨質）により最適な位置を決める場合がある。

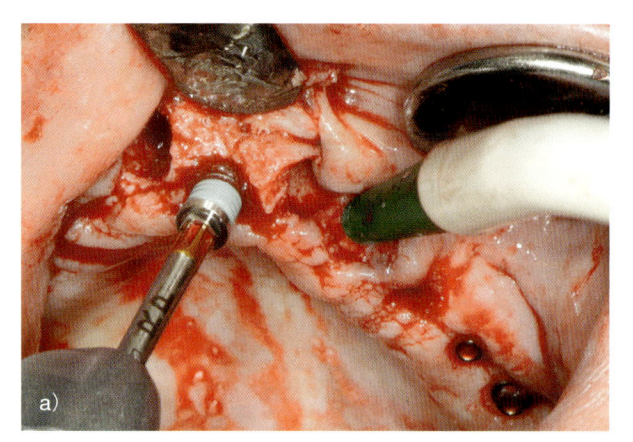

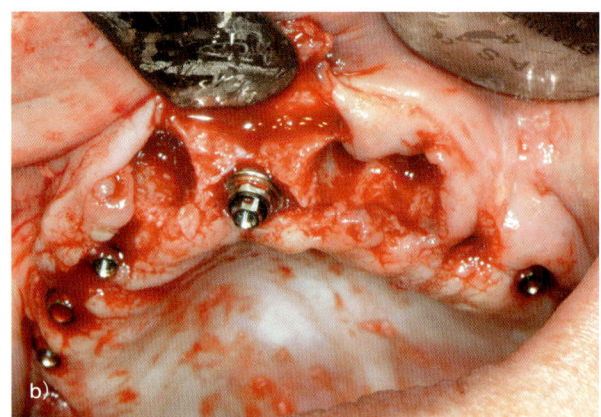

図5-51（a、b）　インプラントを埋入し、アバットメントを装着した。

〜5-40）。

　下顎にインプラントを埋入したときに、上顎臼歯部にすでにサイナスリフトと骨移植術を用いて硬組織の増強を行っていた。6ヵ月後、従来のプロトコールを用いて、5本のインプラントがプロセラソフトウェアを利用して埋入された（図5-41〜5-53）。

　サージカルガイドは、その時に製作された。しかし、このガイドを用いて8本中6本のみ埋入した。前方の2本のインプラントは、ガイドを使用しないで埋入し、補綴物は製作された。しかし、4本のチタンのシリンダーのみ模型上に置かれたマルチユニットアバットメント上に連結された。これは、すべての補綴物のためにマルチユニットアバットメントが利用できるからである。

　目的は、4本のインプラント上に装着したときに、固定性のパーシャルデンチャーを製作し、正しい位置関係を見つけ、適切な審美と咬合を与え、そして固定性のパーシャルデンチャーと残ったインプラントとアバットメントを固定することである。この症例は、基本的なノー

ラント治療が施されており、上顎も同様の治療を望んでいる。患者は現在の着脱式修復物に満足できず、アタッチメント処理された歯根は抜歯することとなる（図5-38

症例報告

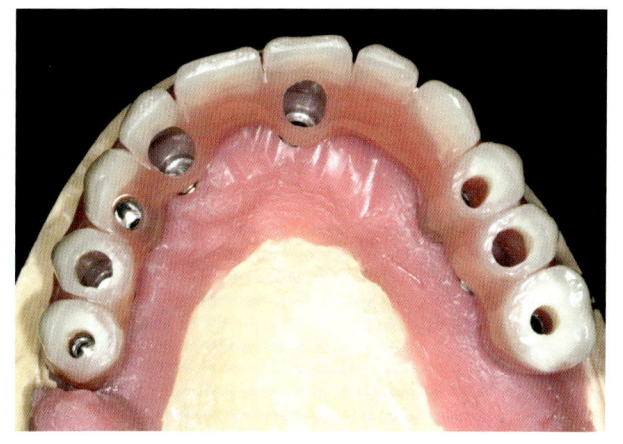

図5-53(a) パーシャルデンチャーとインプラントの固定を行った。この固定は、チタンシリンダーのスクリュー部とアバットメントと補綴物の間の軟性シリコーンにより、口腔内とアバットメントを印象した技工室内のどちらでもうまく行く。両方できることにより、患者と補綴専門医の双方が恩恵にあずかり、チェアタイムは従来のプロトコールに比べ格段に減少するであろう。

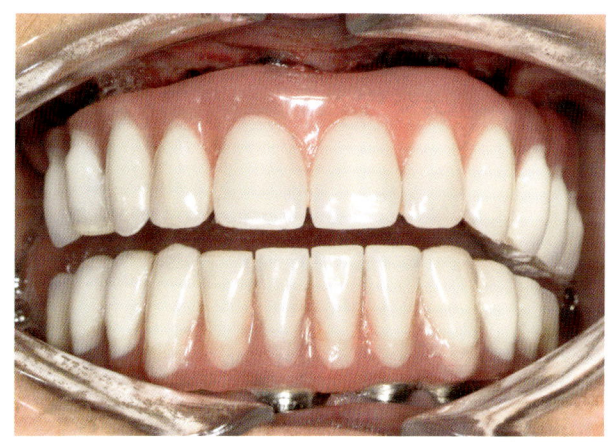

図5-53(b) 術後24時間の暫間的修復物を装着したところ（補綴専門医：Dr. Christian Richelme Marseille）。

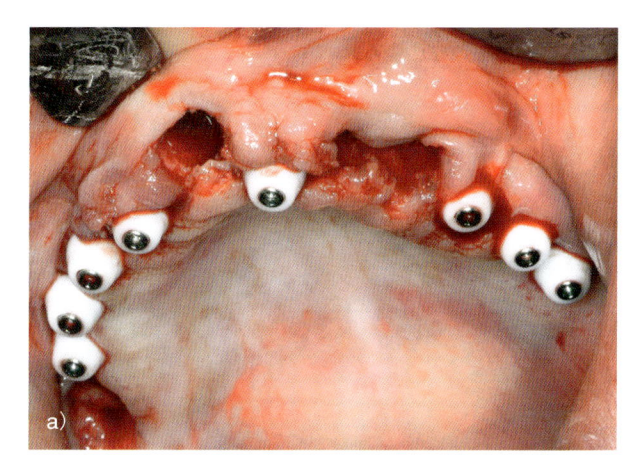

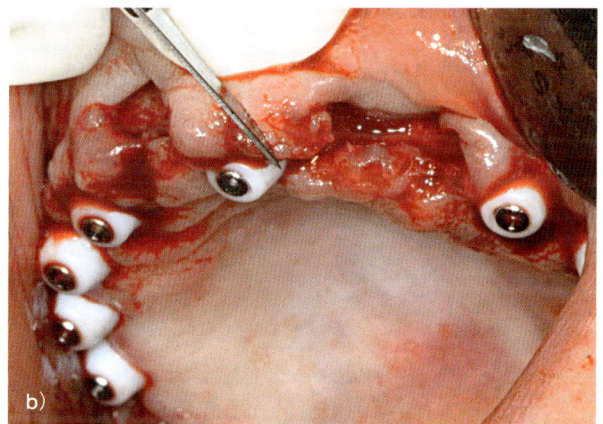

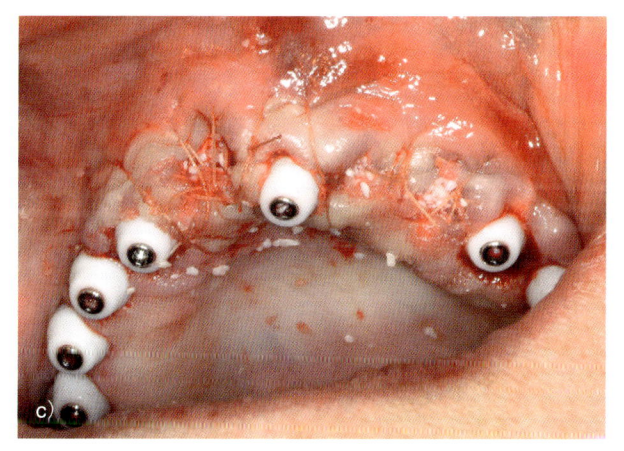

図5-52(a～c) あらかじめ清掃した歯槽に、将来の骨吸収を避けるため、他家移植材料を充填する。軟組織は、フラップの適切な閉鎖とアバットメント周囲に適応する術式がとられた。

ベルガイドのコンセプトを応用でき、咬合や限られた補綴の手技と同様に補綴物の適合を適正化することができる。

従来のプロトコールと比較してチェアタイムは減っており、補綴専門医はインプラントと修復を固定するために、レジンに穴をあけアバットメントと固定するだけであるため、担当医と患者双方に利点がある。このより現実的な方法はさまざまな状況に応用され、その結果、従来のコンセプトへより融通がきくこととなる。

81

第5章 審美的配慮

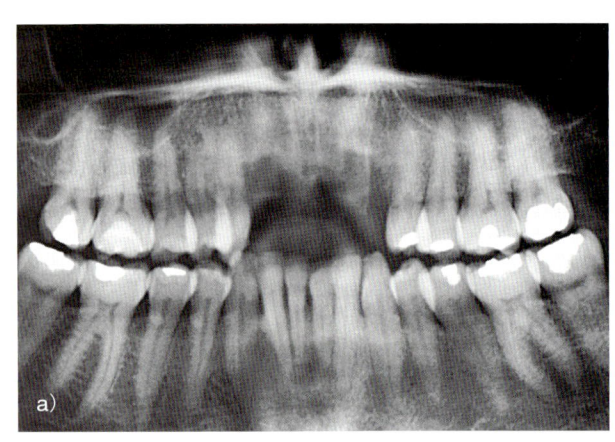

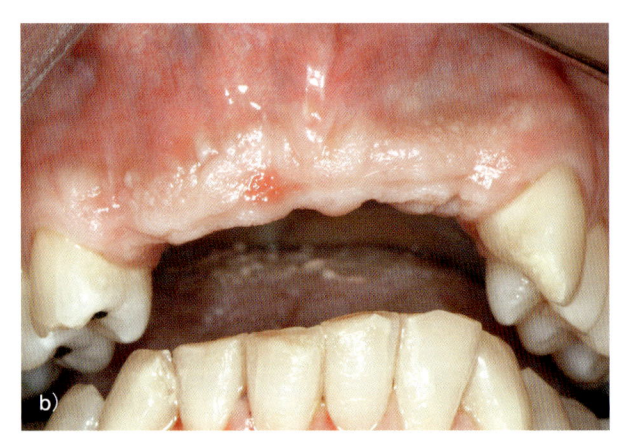

図5-54 (a)パノラマX線写真、(b)口腔内写真。垂直的な骨欠損と同じく水平的骨欠損が認められる。歯間乳頭はなくなっている。

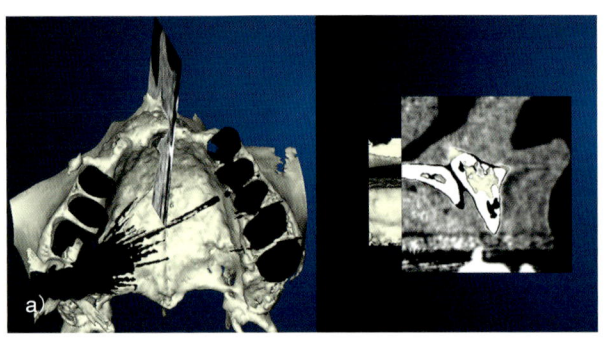

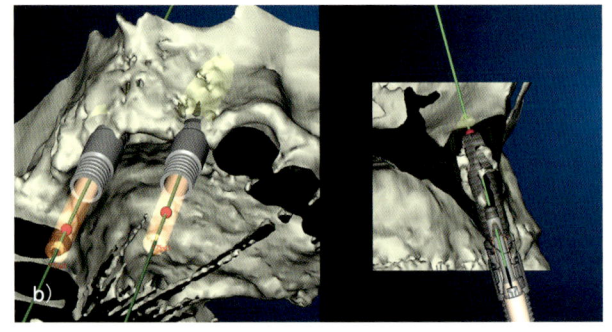

図5-55(a、b) プロセラソフトウェア上の咬合面観。切歯孔の重要性と前歯部のアーチにおける豊隆の足りない顎堤を示す。

症例3：軟組織の手法—歯間乳頭再生術—

53歳女性が、外傷による4前歯および右側犬歯の欠損で来院した。治癒期間の後、ノーベルガイドを用いた治療のオプションが患者に提示され、担当医の問診および模型上での審美的と咬合的な側面からの分析が行われた。X線診断から、3本のインプラント（15mmが2本、13mmが1本）を支台とした5本ユニットの固定性の暫間的なパーシャルデンチャーを装着する可能性が示された（図5-54～5-56）。

しかし、硬組織が解剖学的に3本のインプラントを埋入するのに十分であっても、ティッシュパンチテクニックでは、軟組織の形態は最終的に犠牲となる可能性がある。その結果、できるだけ多くの組織を守るために、頬側に全層歯肉弁を応用することを決めた（図5-57）。

サージカルガイドを使用し、3本のインプラントを埋入した後（図5-58～5-60）、歯間乳頭と多くの組織が失われた部分を再生するために、歯間乳頭再生術（パラッチテクニック）を行った（図5-60～5-61）。即時の機能と審美性を得るため、2mmのマルチアバットメント上に固定式の暫間部分義歯を装着した（図5-62～5-63）。

4ヵ月後、最終的な陶材焼付鋳造ブリッジを製作した。固定性の暫間的なパーシャルデンチャーを外したところ、インプラント周辺の軟組織の質、量、色とも満足のいくものであった（図5-64～5-67）。

症例報告

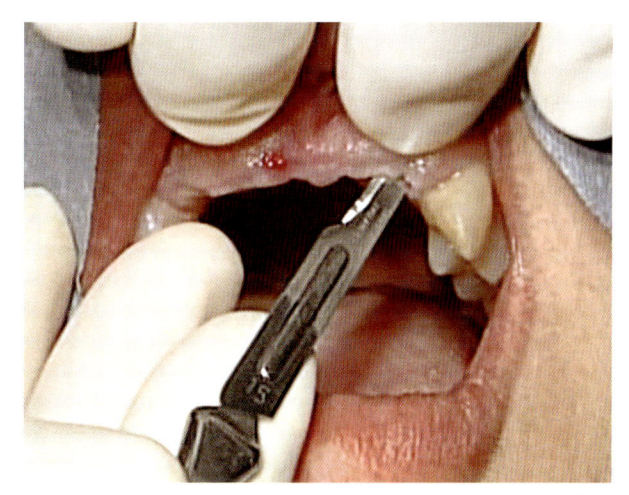

図5-56　最適なインプラントとアバットメントが埋入・装着される。水平的な切開線はわずかに口蓋側にする。

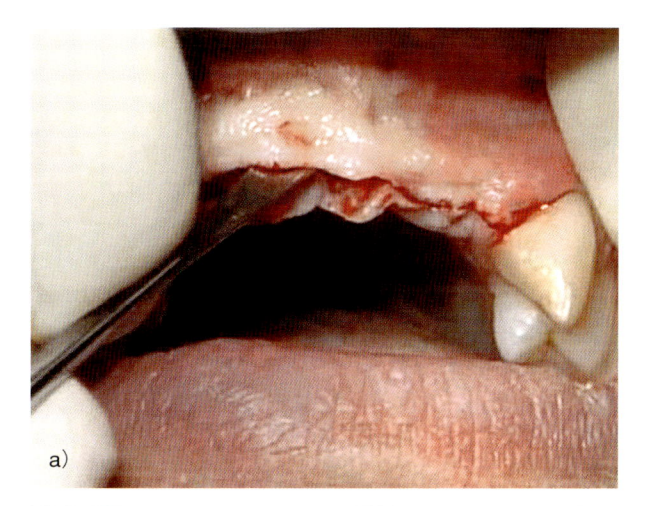

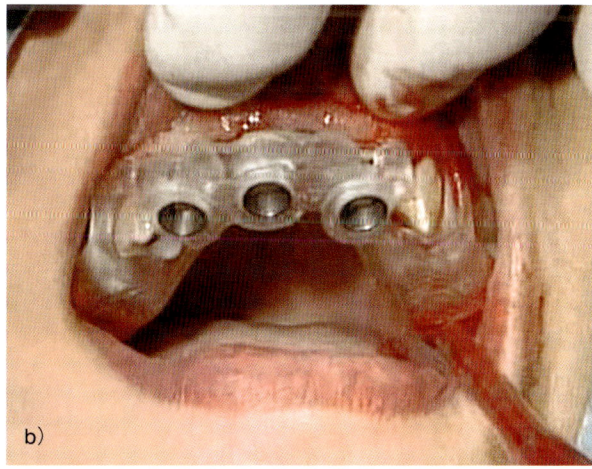

図5-57(a、b)　切開線が離れるのを防ぐために、全層歯肉弁をわずかに折り曲げて翻転する。サージカルガイドは、その後安定した位置に装着した。

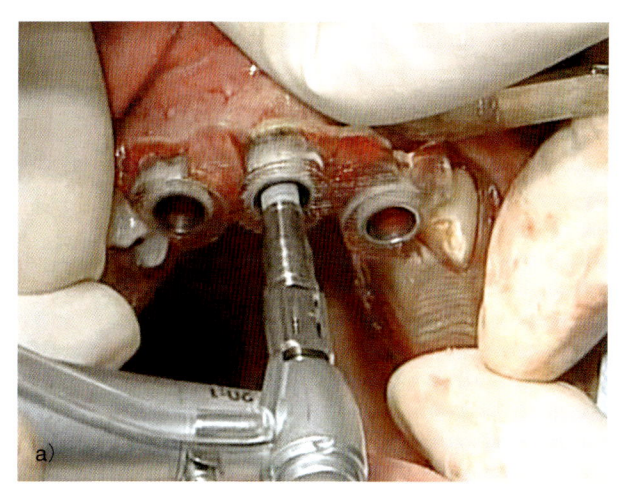

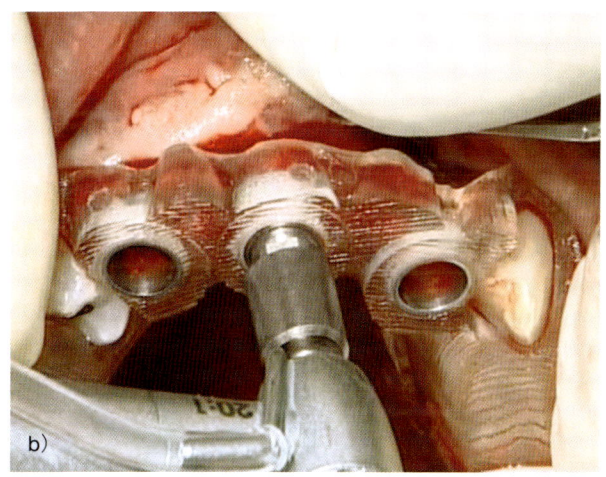

図5-58(a、b)　ドリルの順序とインプラント埋入。インプラントを埋入するときは、わずかに角度がついてしまうことを避けるために、ハンドピースをしっかり握るべきである。

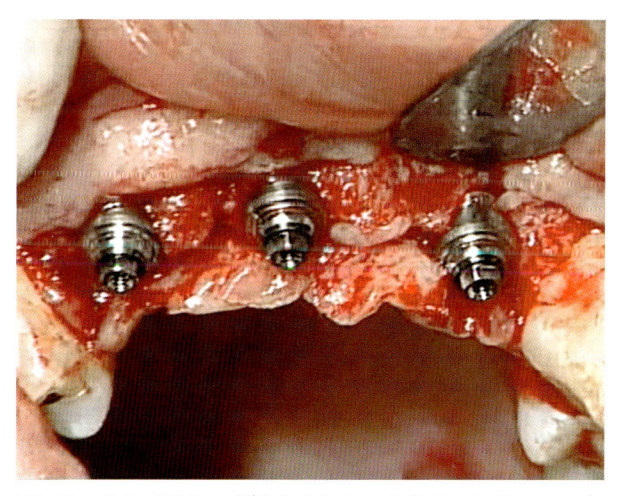

図5-59　インプラントが埋入された。3本のマルチユニットアバットメントを装着した。

83

第5章 審美的配慮

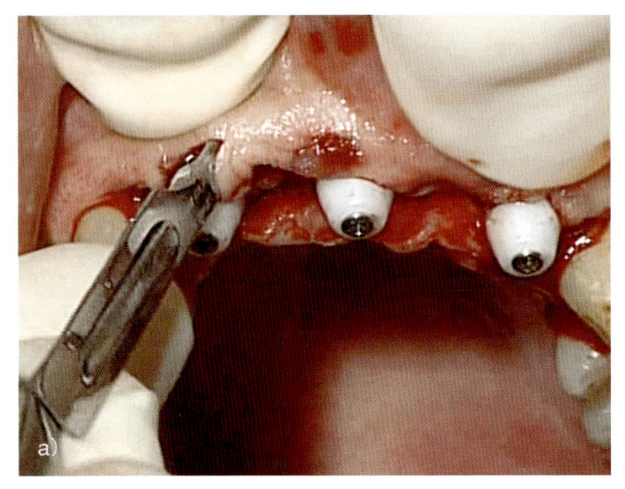

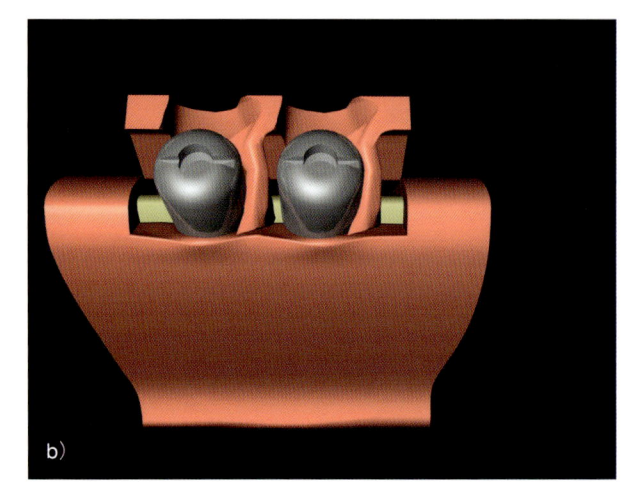

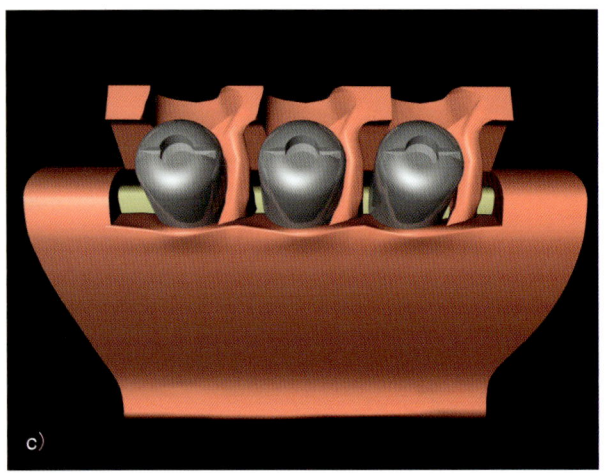

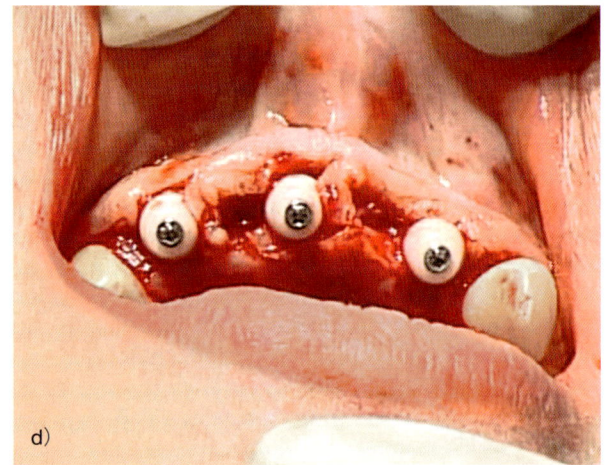

図5-60（a〜d） より良いインプラント周囲の軟組織の環境を整えるために、歯間乳頭再生術を応用した。

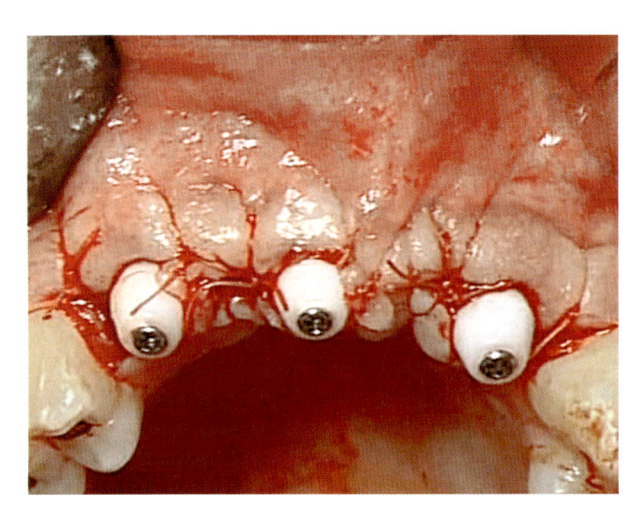

図5-61 組織の安定のため、歯間乳頭の上にはマットレス縫合を用いた。

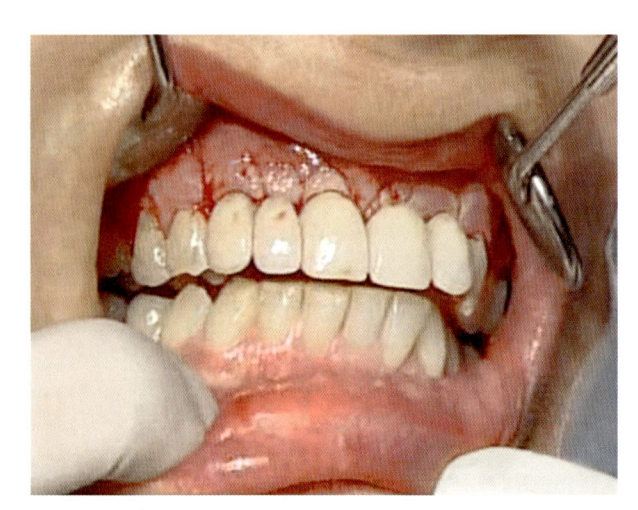

図5-62 固定性のパーシャルデンチャーを装着したとき、補綴物に対して適正な組織が適応していることに注意する。

症例報告

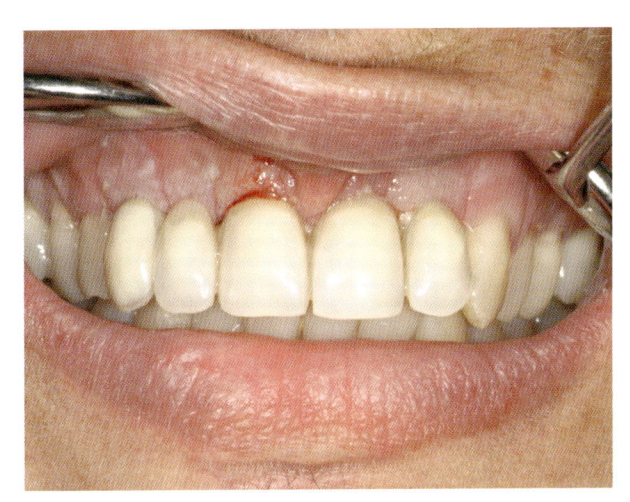

図5-63　4週後の治癒状態。

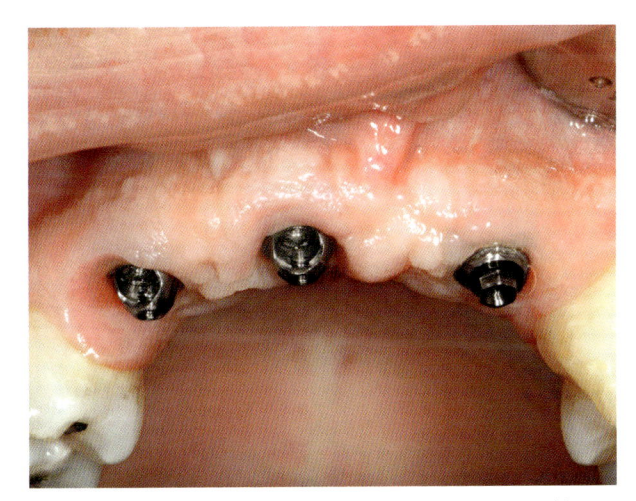

図5-64　4ヵ月後、固定性のパーシャルデンチャーを外した。アバットメントを取り囲んでいる軟組織の外観に注意する。17度のアバットメントは、前歯部の固定性のパーシャルデンチャーを製作する際に、見かけの陶材にさらにスペースを与えるために選択した。

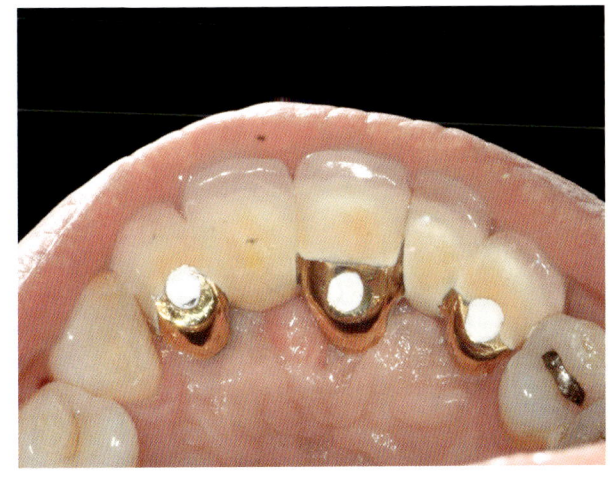

図5-65　咬合面観。陶材の保護と透明感、インプラントの適正な位置に注意する。

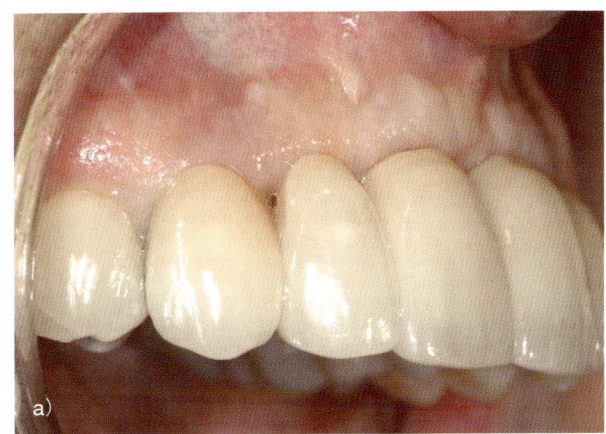

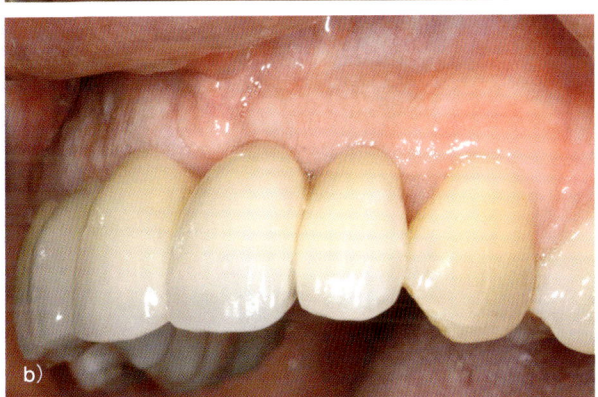

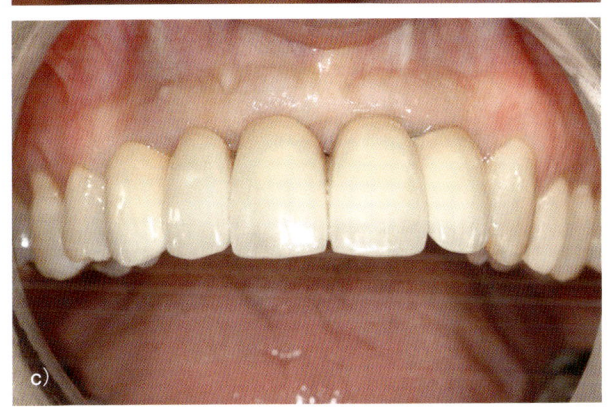

図5-66(a〜c)　インプラントに支持された固定性のパーシャルデンチャーの側方および前方面観。

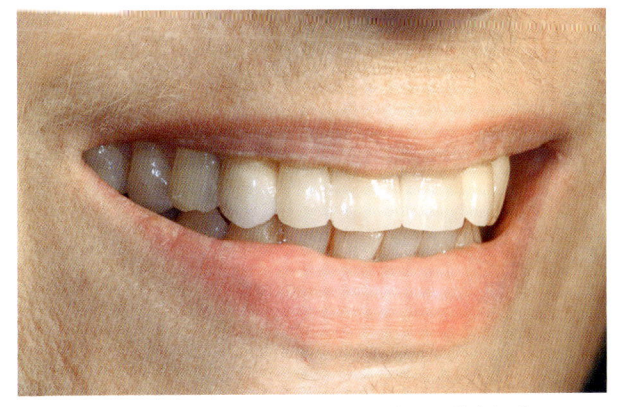

図5-67　インプラント手術後1年経過時の口腔内写真。

85

參考文獻

Adell R, Lekholm U, Brånemark P-I. Surgical procedures. In: Brånemark PI, Zarb GA, Albrektsson T (eds). Tissue-integrated prostheses: osseointegration in clinical dentistry. Chicago: Quintessence, 1985: 211-232.

Andreasen JO, Kristerson L, Nilson H, Dahlin K, Schwartz O, Palacci P et al. Implants in the anterior region. In: Andreasen JO, Andreasen FM (eds). Textbook and color atlas of traumatic injuries to the teeth, 3rd edition. Copenhagen: Munksgaard, 1993.

Bengazi F, Wennström JL, Lekholm U. Recession of the soft tissue margin at oral implants. A 2-year longitudinal prospective study. Clin Oral Implants Res 1996; 7: 303-310.

Berglundh T, Lindhe J. Dimension of the peri-implant mucosa. Biological width revisited. J Clin Periodontol 1996; 23: 971-973.

Hertel RC, Blijdorp PA, Kalk W, Baker DL. Stage 2 surgical techniques in endosseous implantation. Int J Oral Maxillofac Implants 1994; 9: 273-278.

Israelsson H, Plemons JM. Dental implants, regenerative techniques, and periodontal plastic surgery to restore maxillary anterior esthetics. Int J Oral Maxillofac Implants 1993; 8: 555-561.

Kenney EB, Weinlander M, Moy PK. Uncovering implant. A review of the UCLA modification of second stage surgical technique for uncovering implants. J Calif Dent Assoc 1989; 3: 18-22.

Liljenberg B, Gualini F, Berglundh T, Tonetti T, Lindhe J. Some characteristics of the ridge mucosa before and after implant installation. A prospective study in humans. J Clin Periodontol 1996; 23: 1008-1013.

Moy PK, Weinlænder M, Kenney EB. Soft tissue modifications of surgical techniques for placement and uncovering of osseointegrated implants. Dent Clin North Am 1989; 33: 665-681.

Palacci P. Amenagement des tissus peri-implantaires interet de la regeneration des papilles. Real Clin 1992; 3: 381-387.

Palacci P. Optimal implant positioning and soft tissue management for the Brånemark system. Chicago: Quintessence, 1995. Palacci P. Optimal implant positioning and soft-tissue considerations. Oral Maxillofac Surg Clin North Am 1996; 8: 445-452.

Palacci P, Ericsson I. Esthetic implant dentistry. Chicago: Quintessence, 2001. Seibert J, Lindhe J. Esthetics in Periodontal Therapy. In: Lindhe J, Karring T, Lang NP (eds). Clinical periodontology and implant dentistry, 3rd edition. Copenhagen: Munksgaard, 1997: 647-681.

Strub JP, Garberthuel TW, Grunder U. The role of attached gingiva in the health of peri-implant tissues in dogs. Int J Periodontics Restorative Dent 1991; 11: 317-333.

Sullivan D, Kay H, Schwartz M, Gelb D. Esthetic problems in the anterior maxilla. Int J Oral Maxillofac Implants 1994; 9(Suppl): 64-74.

Wennström JL, Bengazi F, Lekholm U. The influence of the masticatory mucosa on the peri-implant soft tissue condition. Clin Oral Implants Res 1994; 5: 1-8.

第6章

ノーベルガイド補綴
NobelGuide prostheses

Pelle Pettersson, Christer Dagnelid

訳／北條　了

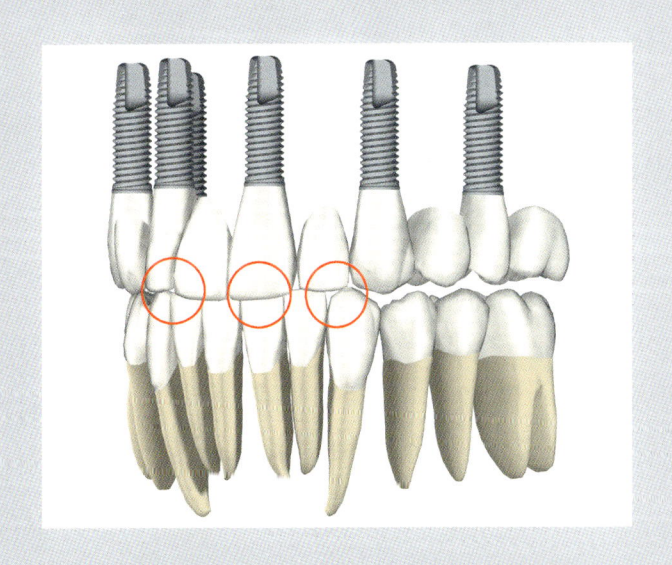

第6章　ノーベルガイド補綴

ラジオグラフィックガイドの精度は、ノーベルガイドによる最終的な治療の成果に忠実に反映される。そのため、ラジオグラフィックガイドの正確な製作は、治療の成功に不可欠である。この章では、グラフィックガイドおよびサージカルガイドの製作法と、ノーベルガイドによる治療後の補綴処置について概説する。注意点は、CT画像を使った上顎無歯顎の修復を慎重に行わなければならないということである。

治療に際しての一般的事項

すべてのインプラント支持型による修復は、以下の点に特に注意する。
・ケース・ドキュメンテーション：医科および歯科を含めた治療歴、口腔および残存歯の精査、研究模型製作、口腔内外写真、X線診査。
・治療法および使用製品の選定。
・コミュニケーション：患者と医療スタッフとのコミュニケーション。
・エビデンスに基づいた実施。
・法医学的側面。
・インフォームドコンセントへのサイン。

準備

治療の成果を最大限に引き出すためには、口腔衛生の適切な水準を確立し、インプラントに隣接する歯の歯周処置が終了したことを確認することが必要である。

残根を抜歯する際は、歯槽頬骨壁が保護されるように慎重に抜かなければならない。この過程では、ペリオトームがしばしば使用される。なぜなら、外傷の存在あるいは損壊した唇側歯槽骨壁はインプラントの最終的な位置に影響を与える可能性があり、治療効果全体にも悪影響を及ぼす可能性があるからである。

最悪の場合、頬側骨の損傷が大きな場合などは、ノーベルガイドが使用できない可能性もある。

抜歯後からCT撮影までの期間について、硬・軟組織の正しいX線情報を得るためには、適切な骨の治癒期間を確保することが重要である。この治癒期間の長さは患者によってさまざまであるが、通常数週間から数ヵ月を要する。CT撮影は患者に多くの被曝があるので、CT撮影を行う前には骨の治癒状況を事前確認するために口腔内X線写真を撮影することを奨励する。

CT撮影の間、ラジオグラフィックガイドは、歯と歯肉組織の構造や粘膜と無歯顎欠損部のシミュレーションをする。このガイドは旧義歯を利用できるが、抜歯後の治癒期間中に使用した暫間義歯を流用することが望ましい。

ラジオグラフィックガイド

ノーベルガイドによる治療計画は、単独歯欠損症や部分欠損症の場合にも使うことができる。抜歯後や硬・軟組織の移植処置後、術域に十分な骨量が存在しているか、または骨が完治した状態であることを確認することは必須条件である。また、術前にはインプラントを埋入できるだけの開口量が得られるかチェックしておくことも必要である。

第一段階である抜歯と歯周治療を行い、十分な治癒期間が経過したのち、ラジオグラフィックガイドを用意する。この時、無歯顎患者なら現在装着している義歯を利用することができる。ただし、使用不可能であれば、新義歯を作らなければならない。単独歯欠損あるいは部分欠損の場合は、レジン製のラジオグラフィックガイドを製作する。

術者はアルジネート印象材で対顎の印象採得を行ったのち、弾性の低いシリコーンを用いて2回咬合採得を行う。1つのシリコーンバイトインデックスは、CT撮影中に下顎を正しい咬合位に保持・固定するために患者に装着させる。もう1つのシリコーンバイトインデックスは、インプラント支持型の補綴物を製作する際に使用する。

ここでの咬合採得時の注意点として、顎は水平方向にもバランスがとれていなければならない。もし、対顎にも多数の欠損を認めるのであれば、咬合床を製作するか、あるいは暫間義歯を事前に製作する必要がある。最後に製作するラジオグラフィックガイドは、必ずレジン製でなければならない。

ラジオグラフィックガイドの一般的な設計要件

・修復する歯の位置を適切に表示する。
・以下の解剖学的構造への優れた適合性を持つこと。口蓋（必要な場合）、歯肉、理想的な床および咬合面形態を持つ義歯形態とする（必要な場合）。
・無歯顎領域の頬側歯肉境移行部および舌側軟組織までを被覆する。
・咬合高径およびリップサポートに関して人工歯を適切に排列する。
・部分欠損または単独歯欠損の場合は残存歯部に開口部（インスペクション・ウィンドウ）を設ける必要がある。
・放射線透過性のある材料（アクリリックレジン）で製作する。
・臼後結節は被覆する。
・ガッタパーチャでマーカーを付与する必要がある。

ラジオグラフィックガイドの製作

　術者は、ラジオグラフィックガイドを製作する際、サージカルテンプレートの機能的、形態的、機械的条件も考えなければならない。無歯顎患者の場合、審美性や発音、咀嚼機能の回復のために製作された補綴装置を利用することも可能である。

　製作に際しては、ガイディッドアンカーピンを配置できるように唇頬側の歯肉部分は十分に被覆し、さらに、アンカーピンスリーブが保持できるように、十分な強度と厚みを確保する。規定を満たしているか否かは、プロセラソフトウェアを使用することで確認できる。単独歯欠損や部分欠損の場合も、作業模型完成後、咬合器に付着して同様に製作する。

　患者の修復する歯を診断用ワックスアップとして、石膏模型の上で製作する。残存歯部は歯肉境移行部まで厚さ2.5〜3mmのアクリリックレジンで被覆する。可能ならば、口蓋まで被覆する。なお、アンダーカットはすべてブロックアウトされていなければならない。サージカルテンプレートが保持されるよう、頬側面、舌側面、咬合面を被覆する。修復される咬合面はそのままにしておき、頬側面および舌側面のみをレジンでカバーする。これは、プロセラソフトウェアに正しい咬合面が保持されるために必要なことである。

すべての症例におけるラジオグラフィックガイドの準備と製作

・診断用ワックスアップの舌側、頬側をレジンで被覆する。ワックスアップの咬合面はレジンで覆ってはならない。
・ワックスアップとアクリリックレジンの間が適切かつ均等に接着していることを確認する。
・ラジオグラフィックガイドが臼後結節まで十分に被覆していることを確認する。
・次のオプションを考え、形状が適切なら、アクリリックレジンを使った人工歯の配置も可能である。
・CTスキャンの間に支障が出ないよう、均一なアクリリックレジンでラジオグラフィックガイドを製作する。

すべての症例における基準ポイント

　プロセラソフトウェアのダブルCTスキャニング技術を利用したり、スキャン後に2つのCTスキャンの照合を行ったりするためには、ラジオグラフィックガイドに基準ポイントを6〜9つ設定する必要がある。
・ラジオグラフィックガイドに直径1.5mmの小さい穴を6つ開ける。これらの穴は深さ1mm以下にする必要がある。
・犬歯の舌側または口蓋側に2つ、小臼歯の遠心頬側に2つ、臼歯部に2つ基準ポイントを設ける。
・咬合平面に対してさまざまなレベルで基準ポイントを配置する。
・穴にガッタパーチャを充填する。
・単独歯欠損および部分欠損の場合で、既存の補綴物に金属の充填物が使用されている場合は、その充填物以外の位置（例えば歯根間）に基準ポイントを定める。

インスペクション・ウィンドウ（部分欠損および単独歯欠損の場合）

・単独歯欠損および部分欠損用のラジオグラフィックガイドに設けたインスペクション・ウィンドウは、サージカルテンプレートに複製される。複製したインスペクション・ウィンドウから残存歯にサージカルテンプレート

第6章　ノーベルガイド補綴

が適切に装着されていることを確認する。
・ラジオグラフィックガイドのインスペクション・ウィンドウは、残存歯の咬合面に設ける。
・インスペクション・ウィンドウは均等に3～4ヵ所設定し、そのうち1～2ヵ所は修復する領域に隣接する部位に設ける。
・インスペクション・ウィンドウは、咬頭または歯冠の端に配置して、残存歯がインスペクション・ウィンドウから突出するようにする。

ラジオグラフィック・インデックス

　無歯顎の場合、バイト・レジストレーション・インデックス(咬合床)をX線用インデックスとして使用する。部分欠損および単独歯欠損の場合は、ラジオグラフィック・インデックスを準備する。ラジオグラフィックガイドと対合歯とのバイトインデックスを製作する。ただし、患者の対顎に歯が数本しかなく補綴物がない場合は、欠損領域をバイトインデックスの材料で充填し、歯槽堤で接触させる。これによって、水平でバランスのとれたバイト・レジストレーションを得ることができる。

　ラジオグラフィック・インデックスを装着したら、患者をCTスキャンに移すことができる。フォームには、患者が登録され独自のIDコードを得たプロセラソフトウェアから書き込むことができる。ラジオグラフィックガイドとインデックスは、CTスキャンの間に口腔内のラジオグラファーへと送られる。

　CTスキャン、計画のためのプロセラソフトウェアおよびコンピュータ手術、またサージカルプロトコールについては、第2～4章で触れている。

ノーベルガイドの補綴ソリューション

1. 単独歯欠損の場合、テンポラリーレストレーションをインプラントの位置に設定する。硬・軟組織の治癒後、インディヴィジュアル・アバットメントとプロセラクラウンを正しく配置する。
2. 複数歯欠損の場合も、テンポラリーソリューションを使用する(アバットメントをスクリュー固定、あるいはテンポラリーセメント固定)。
3. 無歯顎の場合は、最終補綴物であるプロセラインプラントブリッジ(すなわち削り出されたチタン製の枠組みを使用したレジン製歯肉と歯)を次のインプラント配置箇所に直接配置する。もしくは、その代わりに手術時にフルアクリリック・テンポラリーブリッジを配置してもかまわない。その場合は、それぞれにハイエステティック・ポルスリンをプロセラインプラントブリッジに配置する。

　即時荷重で修復する際には咬合が成功の鍵となるので、治療面で細心の注意が必要である。インプラント支持型の固定性修復物の咬合のデザインは、ノーベルガイド・コンセプトの特徴と制限を考慮したうえで、できるだけ最適な咬合関係を確保すべきである。一般的に、モンソンプレーンと同様に、スピーおよびウィルソンの湾曲にも注意が必要である。

　また、対顎の補綴装置の種類に関係なく、単独歯と接触することは避けなければならない。例えば、ノーベルガイドによる固定性ブリッジに犬歯が接触してくる状況は好ましくない。

　そのうえ、インプラント支持型のブリッジに緩やかな咬頭傾斜を付与しなければならない。

　以下は、さまざまな歯の欠損タイプに関連した咬合計画の例である。

例1：対顎に可徹性義歯が入っている場合、義歯の安定を図るため、両側にバランスのとれた咬合が望ましい(図6-1)。そのためには、スピーおよびウィルソンの湾曲が必須である。

例2：図6-2のように対合歯が固定性フルブリッジもしくは天然歯列であれば、もっとも効果的な手段は、最小限の延長に対し、緩やかな咬頭傾斜を用いたグループファンクションあるいはアンテリアガイダンスとすることである。

例3：ノーベルガイドによる固定ブリッジによる修復に対し、対合が天然歯と可徹式義歯(図6-3のように、下顎臼歯部には可徹式義歯と前歯部は天然歯)の場合、下顎前歯部は上顎インプラント支持型の固定性ブリッジのた

ラジオグラフィックガイド

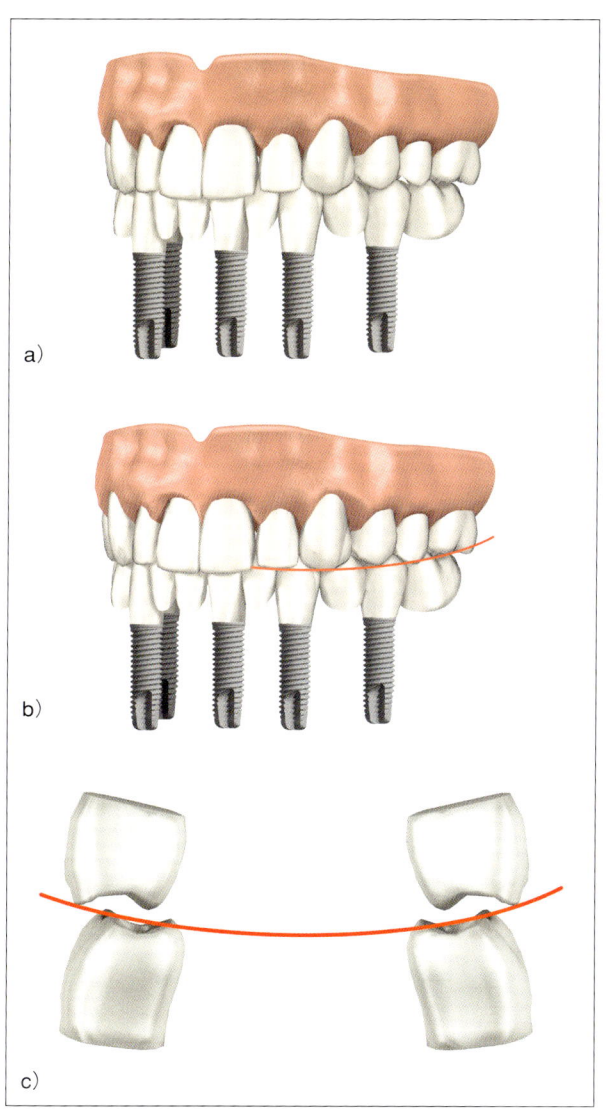

図6-1（a〜c） 対合歯は可撤性義歯である。したがって、義歯を安定させるために咬合間関係を両側均衡咬合様式にすることが望ましい。

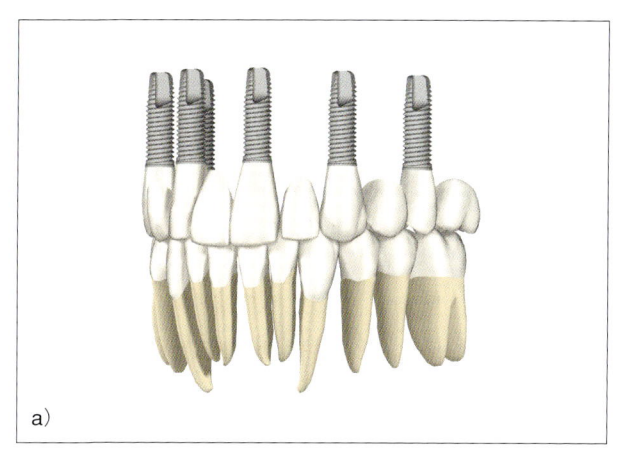

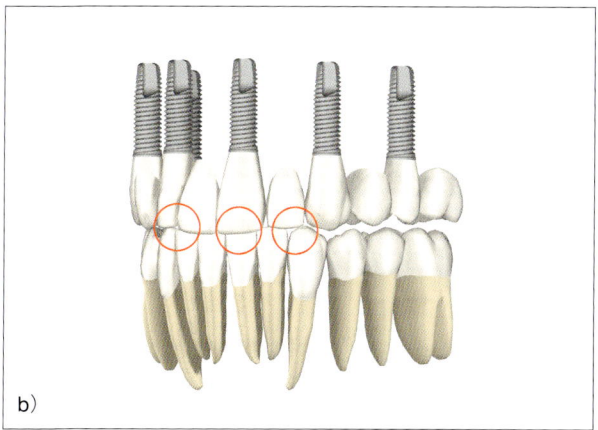

図6-2（a、b） 対合歯は天然歯である。したがって、対処法としては、緩やかな咬頭傾斜を付与し、小さなポンティックを設計し、咬合間関係はグループファンクションとアンテリアガイダンスが望ましい。

めにアンテリアガイダンスの状況を作り出す目的で使用される。

例4：ノーベルガイドに基づくインプラント支持型の固定性ブリッジについて、図6-4のように対合残存歯が天然歯の場合、インプラント支持型の固定性ブリッジは中心咬合時のみ接触するようにしなければならない。ベネット運動や前方運動ではインプラント支持型ブリッジ部は咬合させない。

第6章　ノーベルガイド補綴

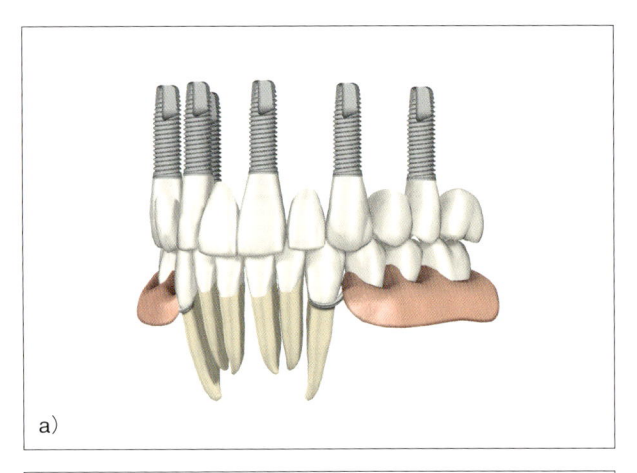

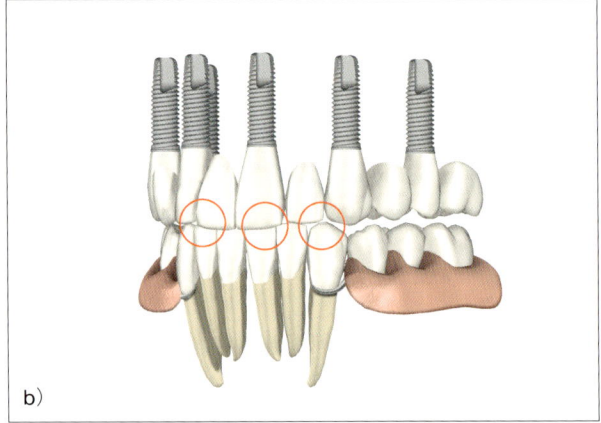

図6-3（a、b）　対合歯は可撤性義歯と天然歯である。上顎はノーベルガイドによる固定性ブリッジ、下顎は臼歯部に可撤性義歯を装着し、前歯部6本残存症例である。

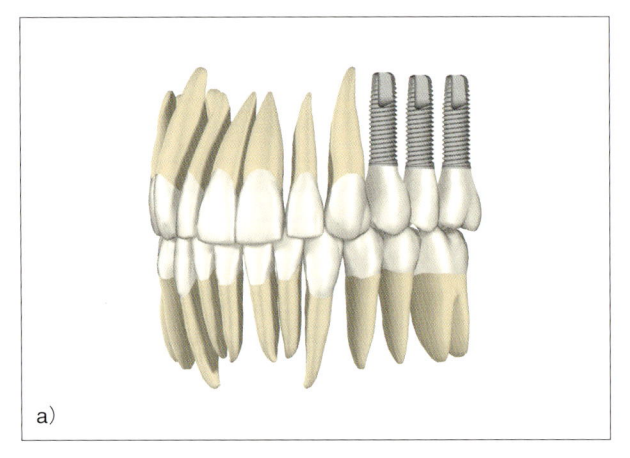

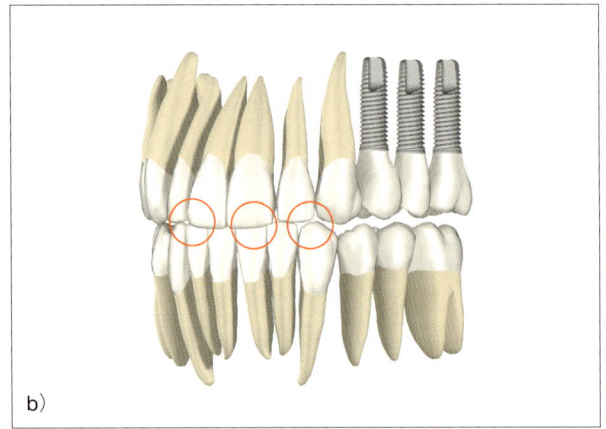

図6-4（a、b）　ノーベルガイドに基づいたインプラント支持型の固定性ブリッジと天然歯が対合している症例である。インプラント支持型の固定性ブリッジ部は、中心咬合時のみ接触していなくてはならない。

術後のケアと経過観察

　単冠や固定性ブリッジを装着した直後、インプラントとアバットメントとの接合箇所が完全に適合しているかを確認するために、すべての治療箇所の口腔内X線写真を撮るべきである。不適合の場合、インプラント周囲炎を誘発する可能性がある。このような場合、義歯を外すか、歯周外科処置を行わねばならない。また、修正後には再度X線写真を撮る必要がある。アバットメントスクリューを固定するときは、35Ncmの力で締めたのち、スクリューホールには暫間充填を行う。

　咬合調整は装置の装着後に直接口腔内で行う。患者が局部麻酔下にあるときは、術後の1、2日後に慎重に行う。その目的は両側性均衡咬合を確立することで、インプラントへの過荷重を避けるためである。

　術後1週は、患者にはクロルヘキシジン溶液で口をすすぐことを指導する。その後、電動歯ブラシ、フロシング、歯間ブラシなどによる口腔内清掃に関する手法を説明する。

　検査は、1週、2ヵ月、3ヵ月、6ヵ月、1年を通じて、患者の協力とともに行っていく。もし、ブラキシズムなどの兆候があれば、オッセオインテグレーションを

症例供覧：補綴的アプローチ

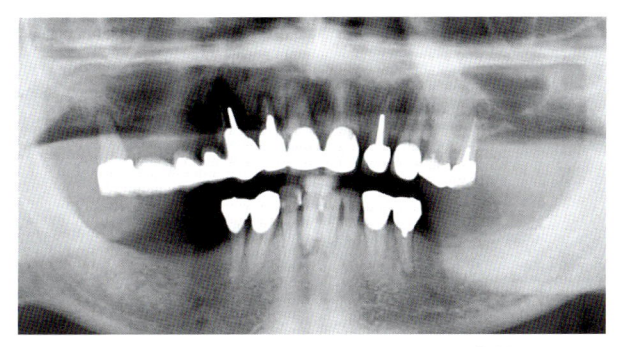

図6-5 上顎メタルセラミックスのブリッジの症例でカリエスと歯周疾患により保存不可能な状態である。下顎には一部分連結されたメタルセラミッククラウンが装着されている。

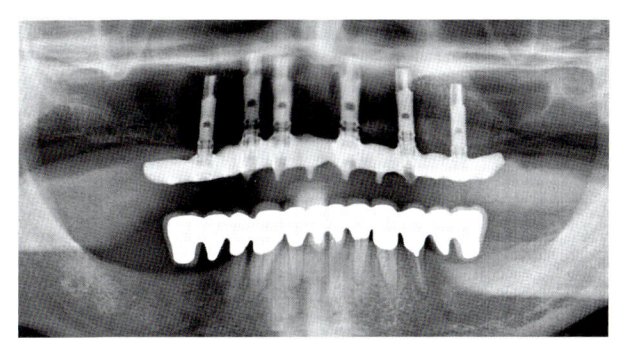

図6-6 上顎にインプラント支持型ブリッジ、下顎には延長ポンティクを付与したメタルセラミックスのブリッジ装着後のパノラマX線写真。

妨げないよう、夜間用のマウスピースを製作する必要がある。

4週後、スクリューホールの暫間充填物を除去し、35 Ncmでスクリューが緩んでいないか確認する。また、咬合状態は来院するたびに確認する必要がある。装着した固定性ブリッジは3ヵ月間、着脱してはならない。もし再度、治療が必要となっても、最短でも手術から4ヵ月は待つべきである。なぜなら、暫間固定性ブリッジは、咬合機能、発声、審美の目安となるからである。

症例供覧：補綴的アプローチ

症例1：上顎無歯顎症例

60歳男性、健康状態は良好で標準的な体型。患者の装着している上顎のメタルセラミックスのブリッジがカリエスと歯周病で保存不可能と診断され、上顎へのインプラント治療を目的に他院からの紹介にて来院。下顎は両側性部分床義歯によって補綴されている。上顎における治療計画は、Teeth-in-an-Hour™コンセプトに従った抜歯後即時埋入・即時荷重とした。なぜなら、患者は有名な俳優だったため、固定性ブリッジによる即時修復を希望したからである（図6-5、6-6）。

初期の口腔内検査とX線による分析で、歯槽骨の骨質と骨量を推測した。なぜならば患者は仕事のスケジュールを調整するため、術前に補綴計画を希望したからである。（図6-7、6-8）。また、患者は審美性の確保と機能の向上を希望していた。術者は即時荷重による暫間義歯補綴を行ったのちに、4ヵ月経過後に最終的な固定性ブリッジを計画した。

CT撮影完了後、その結果をプロセラソフトウェアで分析した（図6-7）。歯槽骨形態は十分な高さと幅があったため、治療計画は簡便化できた（Ericssonら 2000、EricssonとNilner 2002による外科プロトコールを使用した）。埋入はTiUnite™表面の6本のブローネマルクMkⅢ4.0mm径インプラントを使用する計画を立案した（図6-8）。インプラントの埋入位置は、ラジオグラフィックガイドによって示された義歯形状（この場合、従来の暫間義歯の形態）によって最適にガイドされ、また後方のインプラントは、埋入可能な最後方に設定した。

ノーベルガイド・コンセプトは、可能な限り平行でより浅いインプラントの埋入を可能にする。また、侵襲の少ない外科処置を行ったのち、すみやかに即時荷重型の補綴物も提供でき、さまざまな治療プロセスを短縮することができる。各インプラントの角度制限は最大30度である。埋入するインプラントの長さは周囲の環境によって変化するが、解剖学的な見地からできる限り長くある

第6章　ノーベルガイド補綴

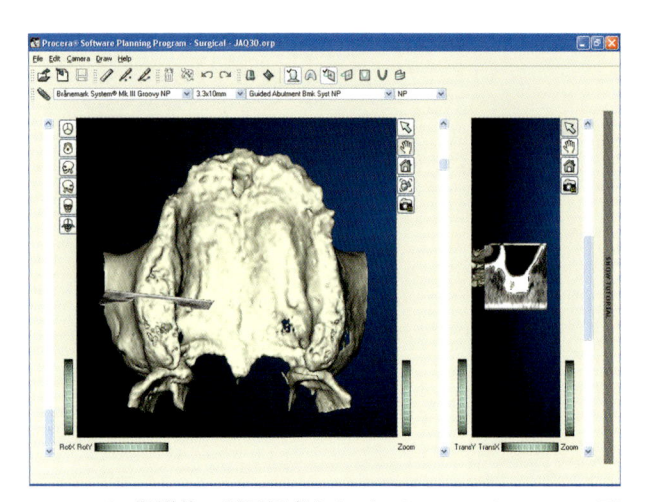

図6-7　CT撮影後の断面写真からプロセラソフトウェアで再現された、患者の三次元モデル。歯槽骨の状態は、Teeth-in-an-Hour™コンセプトに基づく即時荷重のプロトコールに従い良好な結果が得られた。

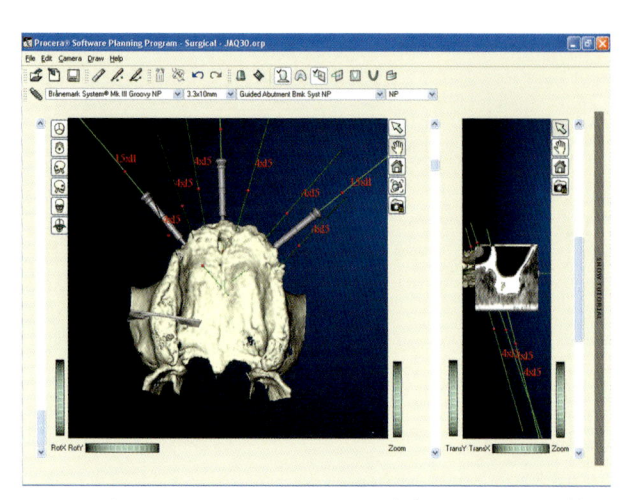

図6-8　プロセラソフトウェアによる治療プランニング終了後の図。6本のブローネマルクMkⅢ4.0mmのインプラントが歯列に均等に排列されている。

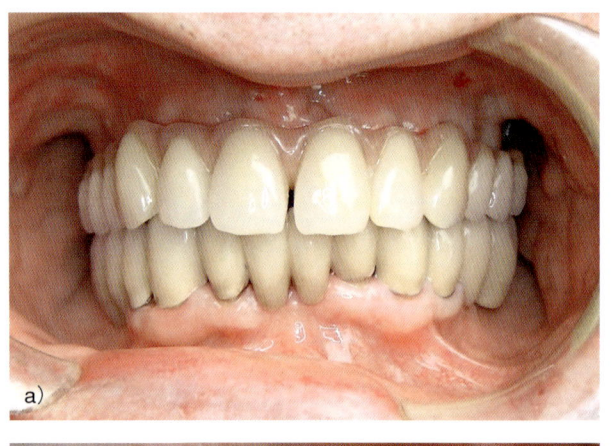

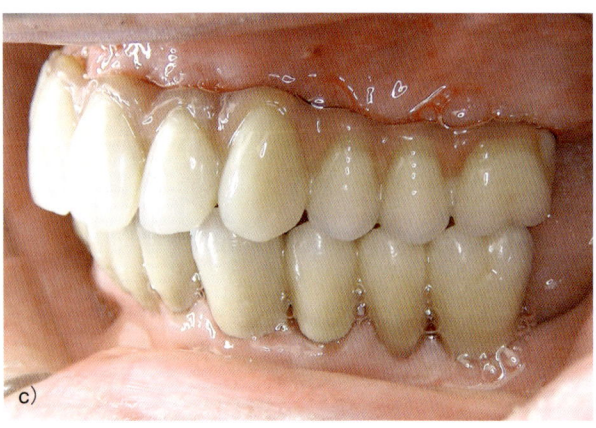

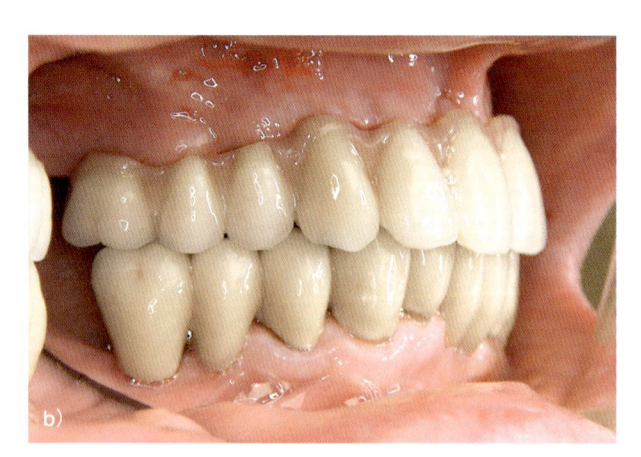

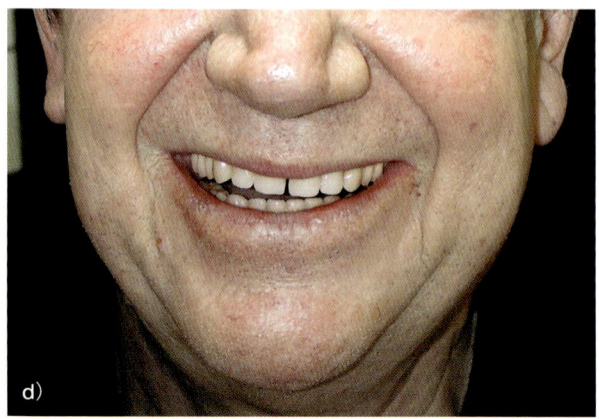

図6-9（a〜d）　術後の写真。人工歯排列位置は患者の要求に基づき、中切歯間に空隙を設けている。側方面観の写真では均衡の取れた咬合状態を示している。これは、術前のラジオグラフィックガイドを歯科技工士が忠実に再現し、製作したためである。患者の職業にもよるが、あらゆる発話障害を避けるために、口蓋側部を広くしないことが重要である。

症例供覧：補綴的アプローチ

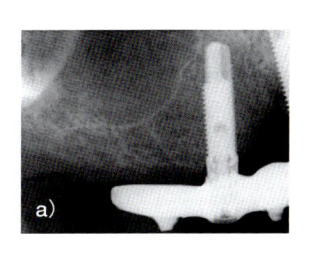

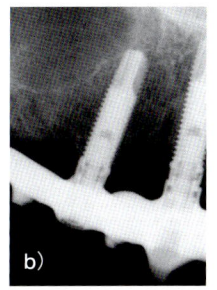

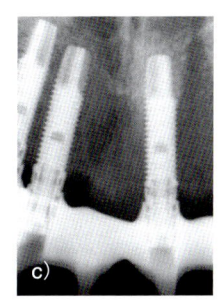

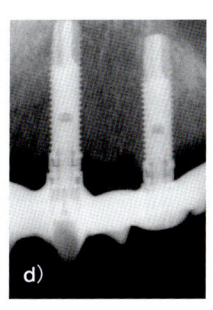

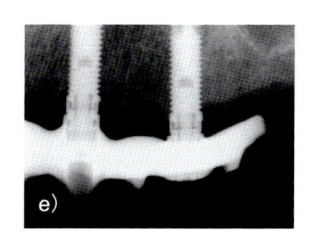

図6-10(a〜e)　インプラントとアバットメントが正確に適合しているかを確認するための口腔内X線写真。患者の歯槽骨に対する各々のインプラントの位置を比較することもできる。X線写真と比較してプロセラソフトウェアの治療プランは、上顎洞と切歯管の関係を知ることができる。

べきである。

　最終補綴物は、Teeth-in-an-Hour™(プロセラインプラントブリッジフレームと床用レジンによって製作)で、歯の形態や色調、咬合は最適化されたラジオグラフィックガイドを参考に製作した(図6-9)。

　装着後、口腔内X線写真にて、インプラントとアバットメントが確実に適合しているかを確認した(図6-10)。

症例2：上顎無歯顎症例

　87歳男性、健康状態は良好で標準的な体型。患者は、一般開業医で全部床義歯による治療を受けており、15年前から上下無歯顎状態であったが、オーバーデンチャーよりも固定性の修復物を希望し来院した。下顎は吸収が大きく、ノーベルガイドによる治療では困難であることから(手術についての議論は以下を参照)、ブローネマルクシステム(Ericssonら 2000、EricssonとNilner 2002)に沿って計画した。上顎はTeeth-in-an-Hour™の治療を計画した(図6-11)。

　治療計画は、上下顎のインプラント支持型の固定性修復物とした。歯槽骨の吸収が進行し、口腔前庭も狭く、歯槽骨上部も非常に平坦で狭かったことから、既存の義歯では維持、機能に重大な問題があったため、治療は下顎から始めることにした。

　このようなタイプの患者に対して、ノーベルガイド・コンセプトを適用することは困難である。その理由は、サージカルテンプレートを定位に維持するのが困難だからである。下顎の舌側にはアンカーピンを貫通してはいけないため(図6-12)、アンカーピンはおおよその垂直方向に配置する。垂直面と咬合平面が決定できれば、補綴的アプローチは単純化できる。

　そのような患者の場合、下顎のノルディック・ブリッジ治療から始める。この治療法は伝統的なサージカルプロトコールに沿って、5本のインプラント埋入と、5つのマルチユニットアバットメントを使用する治療法である。印象採得と人工歯排列は同じ日に行う。アクリリックレジンを使ったプロセラインプラントブリッジであるスプラ・コンストラクションは、1週間以内に完成、装着される。

　上顎歯槽骨の吸収は重度ではないため、Teeth-in-an-Hour™コンセプトに従ったノーベルガイド治療を計画した。

　最終補綴物の歯の排列に関する患者の希望は、以前装着していた義歯の排列を模倣することであったため、歯科技術士とのコミュニケーションをスムーズに行うために多くの口腔内写真を撮影した。

　また、ラジオグラフィックガイドのデザインが最終的な補綴の成果を決定づけるということを意識しておくことも重要である。

第6章　ノーベルガイド補綴

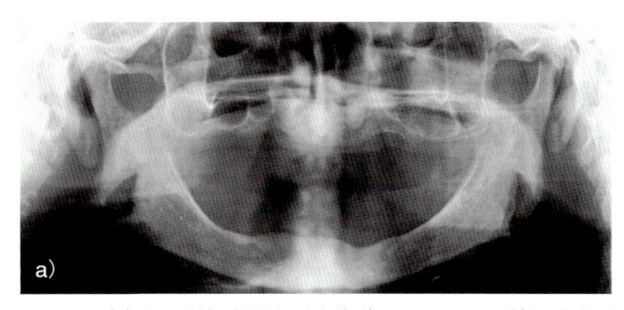

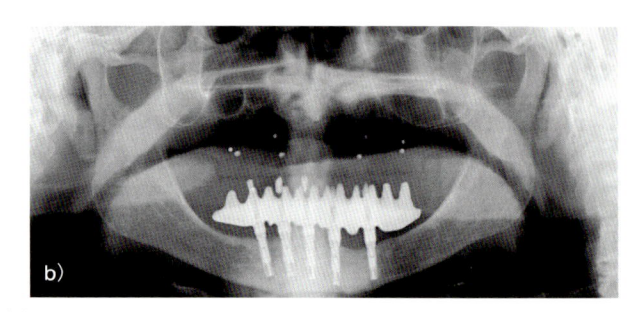

図6-11　(a)上下顎無歯顎を示す術前のパノラマX線写真を示す。(b)下顎に対してノルディックブリッジコンセプトによる補綴処置後のパノラマX線写真を示す。

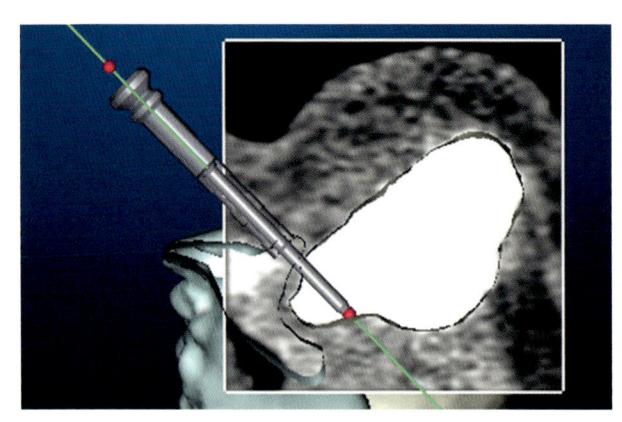

図6-12　吸収の進んだ患者の下顎に水平にアンカーピンを設定する難しさを示している。このような場合しばしば、極端な垂直方向からのアンカーピンとなる。

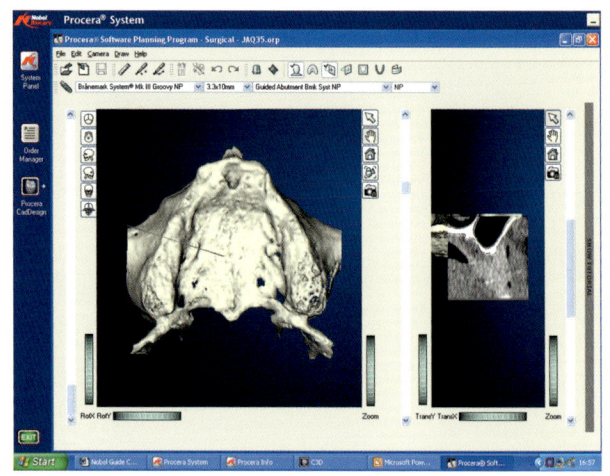

図6-13　CTで撮られた断面写真からプロセラソフトウェアにより再現された、患者の骨の三次元モデル。症例1と同様に、Teeth-in-an-Hour™コンセプトに基づく即時荷重プロトコールを適応するのに十分な骨質である。

　プロセラソフトウェアによる症例分析は、歯槽骨の骨量、骨質および高さを把握できる(図6-13)。繰り返しになるが、ゴールは歯列全体に沿って正しい場所に6本のインプラントを埋入することである。また、可能であれば、アクセスホールは犬歯部や切歯部の口蓋側の位置と小臼歯部の咬合面中央に設定する(図6-14)。

　この患者の場合は、図6-15の画像が示すように上顎洞形態に問題があり、最終的なアクセスホールの位置は、両側の第一小臼歯と第二小臼歯の間にきた。もっと角度をつけたほうが良い位置になるが、施術後に固定性ブリッジの装着をスムーズにするために、埋入角度を最小にすることを優先した。このケースでは、本来のプロトコール以上に浅い位置での埋入を確認した。

　症例1では、最終的な修復はレジン製人工歯を使ったプロセラインプラントブリッジで、術直後インプラントとアバットメントの適合状態を確認するためにパノラマX線撮影を行った。

症例供覧：補綴的アプローチ

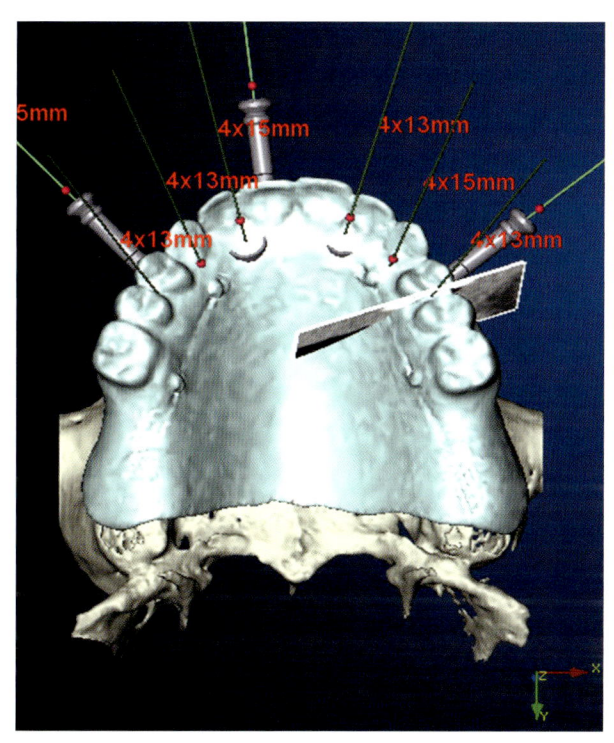

図6-14　治療プランが終了後のプロセラソフトウェア図。6本のブローネマルクMkⅢ4.0mmインプラントは、歯槽アーチに均等に排列されている。

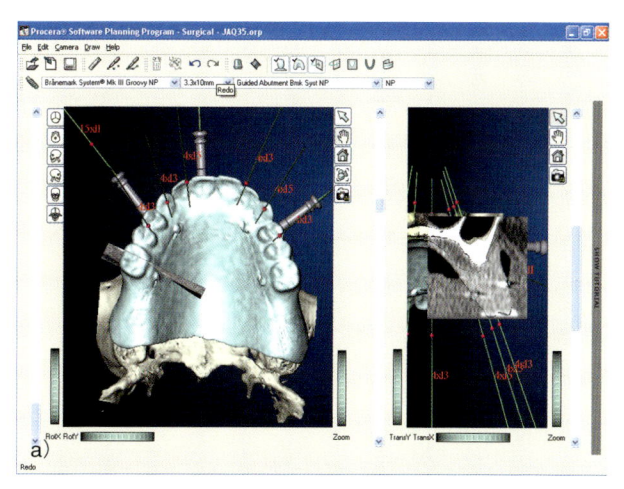

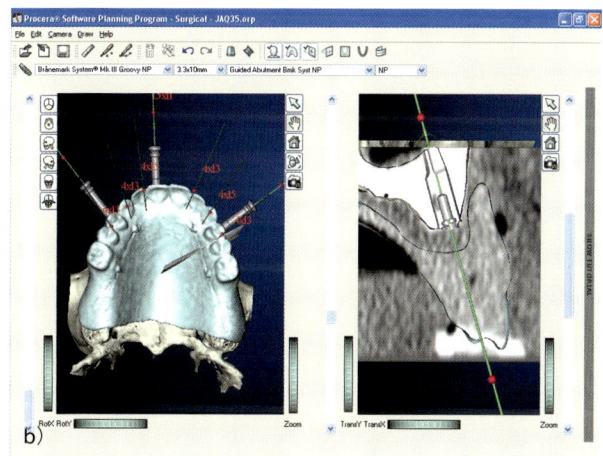

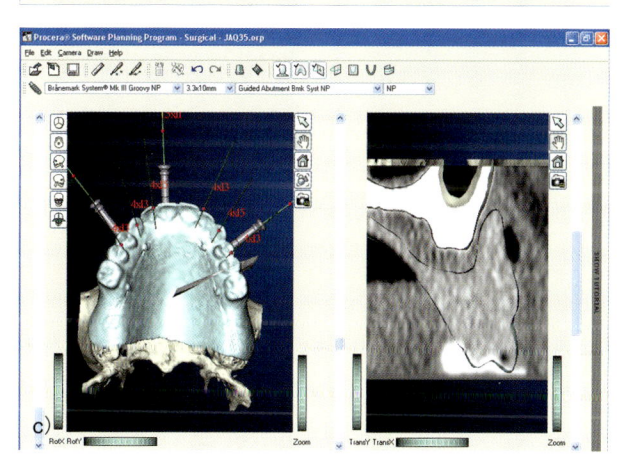

図6-15（a〜c）　両側の第一、第二小臼歯間に埋入したインプラント（最後方のインプラント）に対するアクセルホールの位置は、適切な部位ではない。

97

第6章　ノーベルガイド補綴

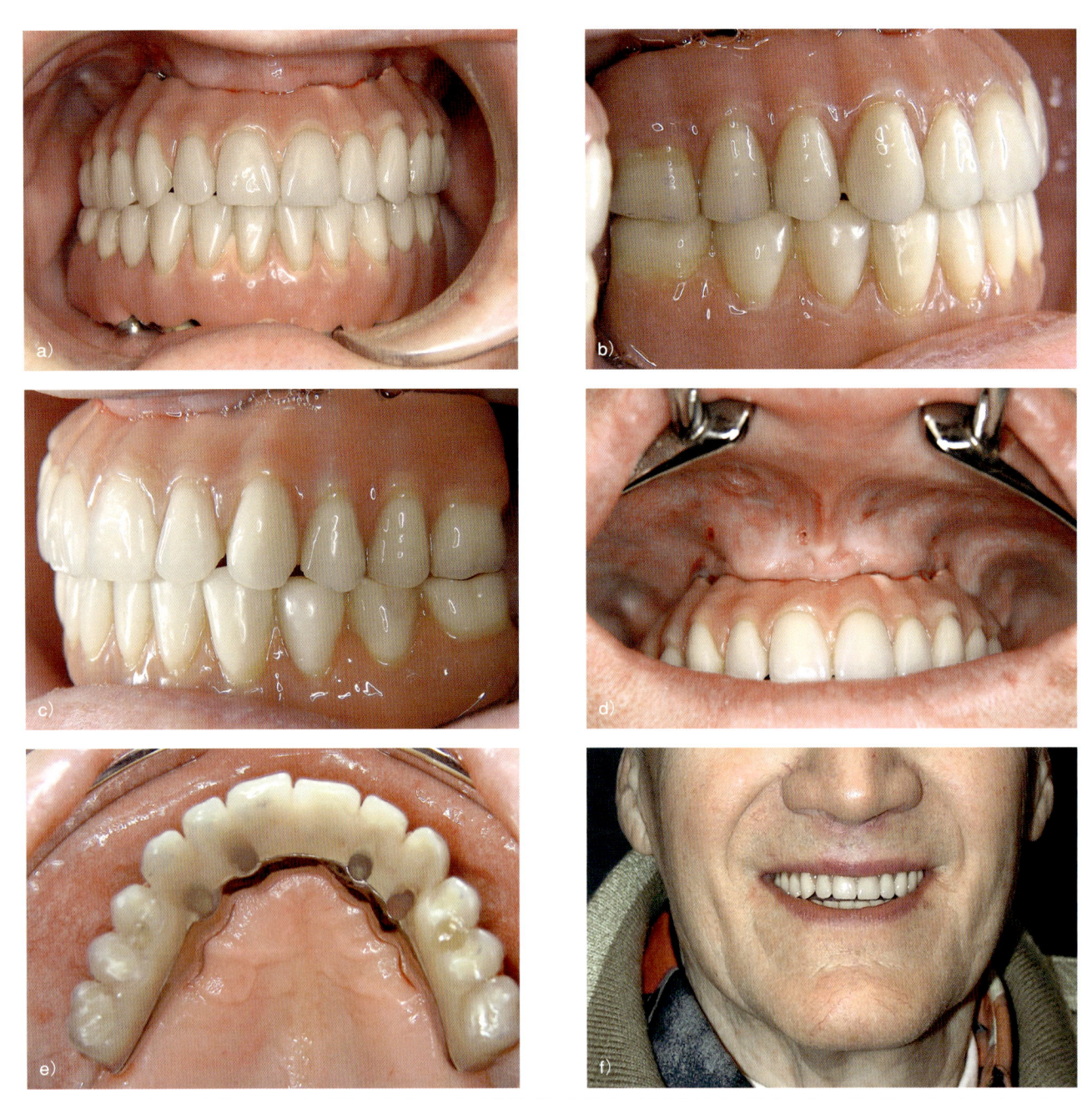

図6-16(a〜f)　古い固定性ブリッジの写真を参考に、人工歯排列した術後の写真を示す。装着したレジン製のプロセラインプラントブリッジの咬合は、均衡が取れるように設計した。ノーベルガイド・コンセプトは外科的な侵襲を最小限に抑えられる。微量出血が術後1時間くらいまで認められるのが唯一の欠点とも言える。咬合面観の写真では、最後方に位置するアクセスホールが確認できる。

症例供覧：補綴的アプローチ

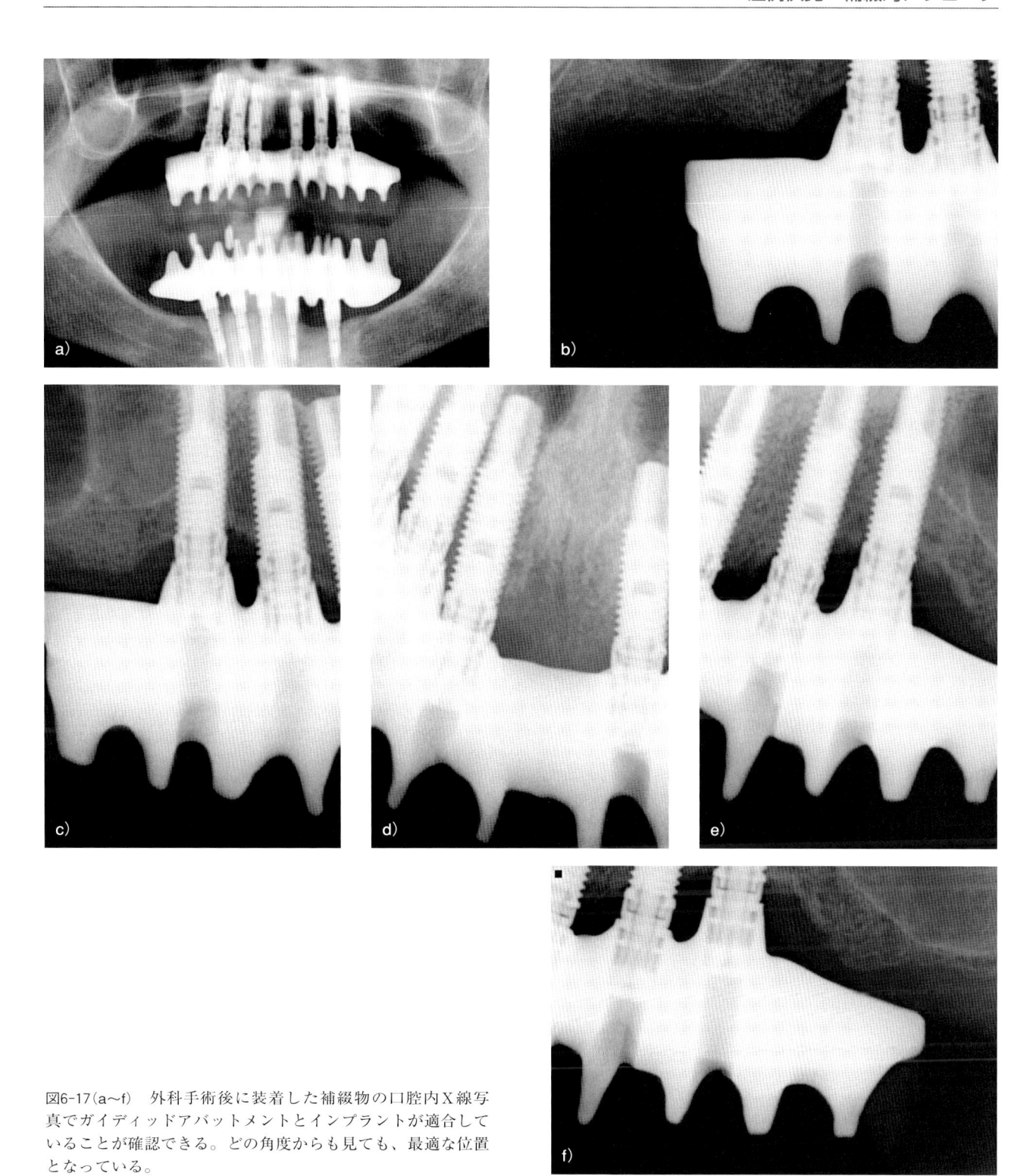

図6-17（a～f）　外科手術後に装着した補綴物の口腔内Ｘ線写真でガイディッドアバットメントとインプラントが適合していることが確認できる。どの角度から見ても、最適な位置となっている。

参考文献

Ericsson I, Randow K, Nilner K, Peterson A. Early functional loading of Brånemark dental implants: 5-year clinical follow-up study. Clin Implant Dent Relat Res. 2000; 2（2）: 70-77.

Ericsson I, Nilner K. Early functional loading using Brånemark dental implants. Int J Periodontics Restorative Dent. 2002; 22（1）: 9-19.

第 **7** 章

ノーベルガイド使用時の偶発症の回避

Avoiding complications when using NobelGuide

Peter K Moy, Patrick Palacci, Ingvar Ericsson

訳／松尾　朗

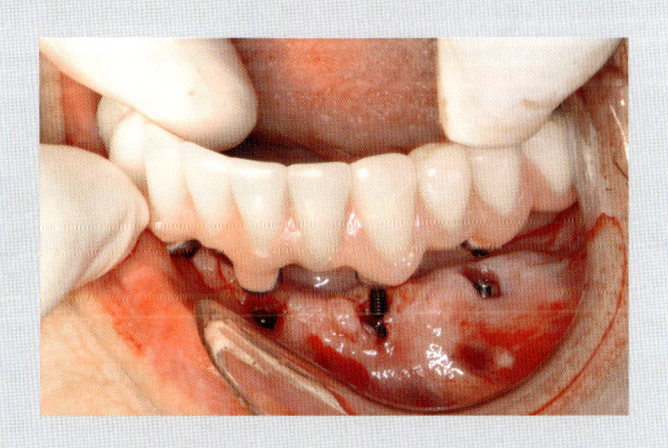

第7章　ノーベルガイド使用時の偶発症の回避

　ノーベルガイドテクニック使用時に起こる問題点と偶発症の時期は、診査診断・治療計画、外科処置、補綴操作の3つに分けられる。

　偶発症などを回避するためには、問題がどこで起こるかを予測し、適切なステップを経て、その出現を防止することである。問題を解決するさまざまな方法があるが、すべてを記述できないので、そのうちのいくつかを提示する。偶発症の多くは詳細をよく観察し、考慮することにより回避することができ、それが偶発症に対処するための最善の方法である。

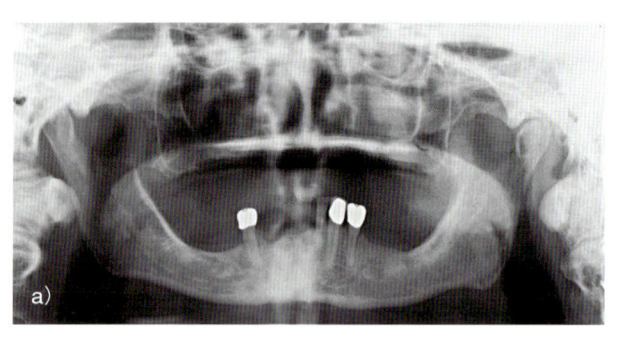

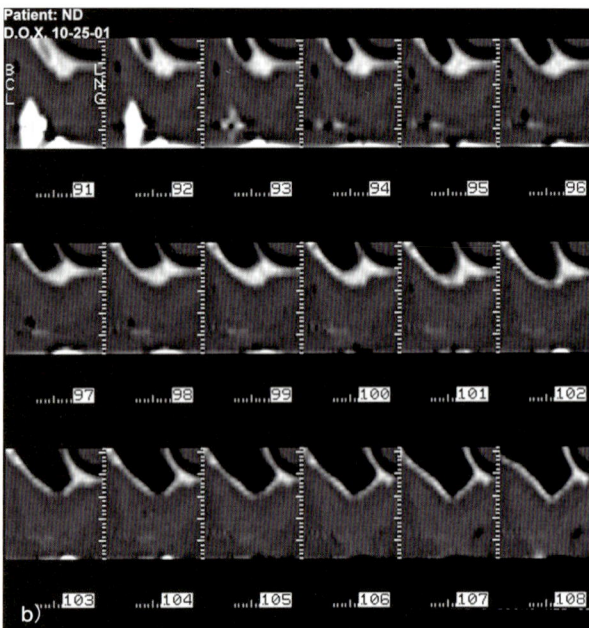

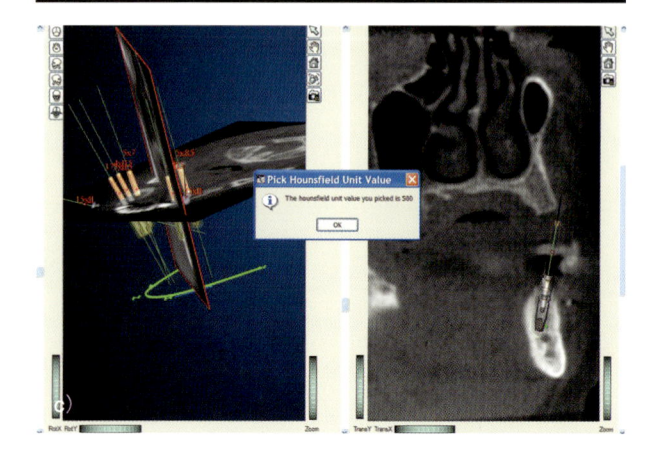

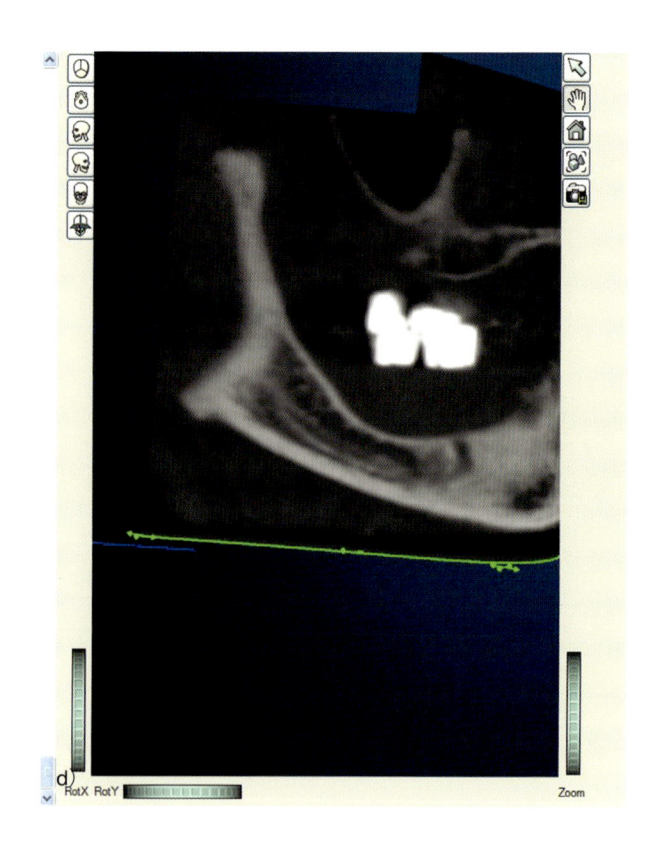

図7-1　(a)骨容積の総計と、上顎洞腔の下方および下歯槽神経より上方の利用できる骨。X線写真ごとに倍率が変化するため、精度が損なわれる。(b)上顎洞腔のコンピュータ断層撮影(CT)は、移植前の疾患の有無、もしくは、移植後の上顎洞の状態を決定するために撮影される。(c)下顎管の同定を支援する、プロセラソフトウェアによるCTの再構成像。ソフトウェアは、三次元的な手術計画(左図)とCT値による骨密度の測定を(右図)も可能である。(d)三次元再構成像は、下顎管とオトガイ孔の位置の同定が可能となる。CT像は1：1の拡大率であるため、下顎管とオトガイ孔より上方の利用可能な骨の正確な評価が可能である。

102

治療計画の際の偶発症

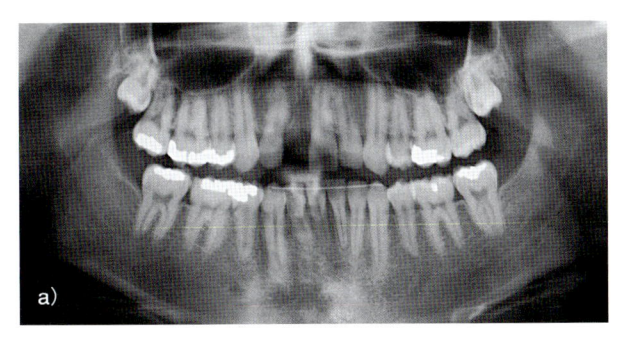

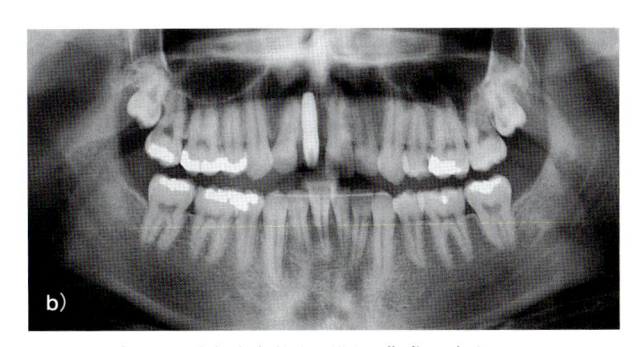

図7-2　(a)上顎前歯の歯根の近接を示すX線写真。右側側切歯と左側中切歯の根間の近心遠心的な間隔は非常に小さい。モデル・ベースの治療計画は禁忌である。(b)コンピュータ断層撮影による根の位置の同定とテーパー形状のインプラント体の使用は、歯根構造と重要な解剖学的構造物、例えば切歯孔、切歯管を避ける手助けをする。

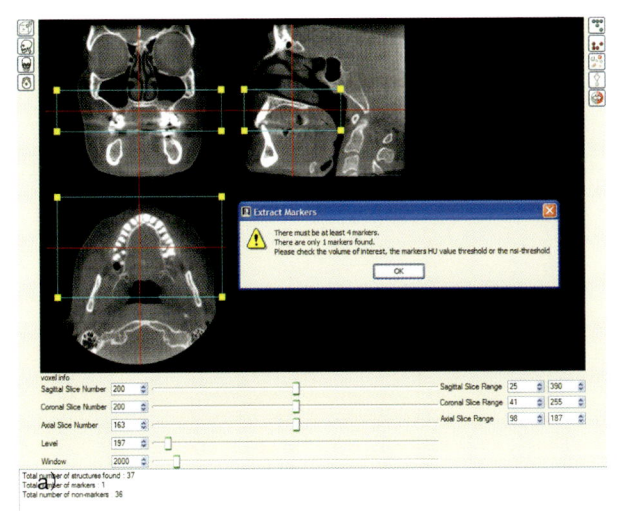

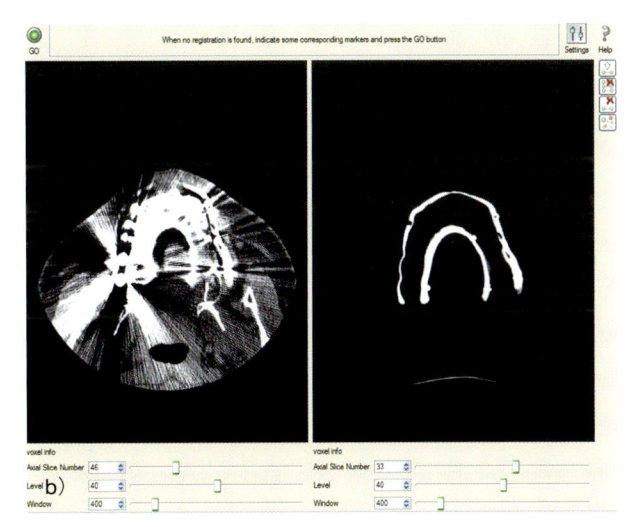

図7-3(a、b)　プロセラソフトウェアは、マーカーを正確に重ね合わせ、実際の患者の体に補綴物が合うように、患者のCTスキャンとラジオグラフィックガイド上の最低4ヵ所の放射線不透過性の標識を同定しなければならない。

治療計画の際の偶発症

　ガイディッドサージェリーにおいて、術前の治療計画はモデル・ベースのアプローチ、もしくはコンピュータソフトウェア・ベースの方法により行われる。いずれの方法においても、問題は発生する可能性がある。

モデル・ベースの治療計画

　不正確な軟組織の厚みの計測は、歯槽堤部の骨量と輪郭を不的確に再現することになる。これは、石膏模型上のインプラントレプリカの位置が不的確になる結果となる。これらは、歯肉の厚みを計測することが難しい上顎、もしくは大きなアンダーカットがある下顎前歯部に起こる。

　重要な解剖学的構造を含む領域にモデル・ベースの治療計画の方法を使用することは、不適当である。したがって、臼歯部ではモデル・ベースでの治療計画は適当でない。上顎洞と下顎管は重要な構造物であり、X線写真(図7-1)の上で正確に同定され、手術の際は避けなければならない。モデル・ベースの治療計画では、これらの重要な構造物の正確な同定は不可能である。したがって、モデル・ベースの治療計画は、上顎もしくは下顎前歯部に限定して使用される。

　もう一つの理由として、歯槽堤と隣接する歯根形態の位置関係を同定できないことが、モデル・ベースの治療計画を避ける理由である。適切なX線写真でさえ、隣接する歯根が近接する部位では、モデル・ベースの治療計画を危険にする(図7-2)。外科医は、隣接歯の失活を回避するため、歯根構造の位置の把握に関しては絶対の自信がなければならない。

103

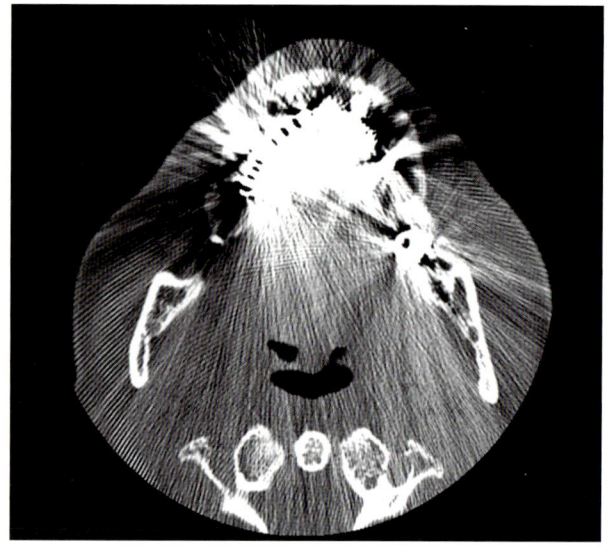

第7章　ノーベルガイド使用時の偶発症の回避

図7-4　修復物からの散乱は、X線不透過性マーカーを被覆した。ソフトウェアはマーカーのイメージを重ね合わせることはできず、患者のCTスキャンに補綴物の正確な位置づけをすることはできなかった。

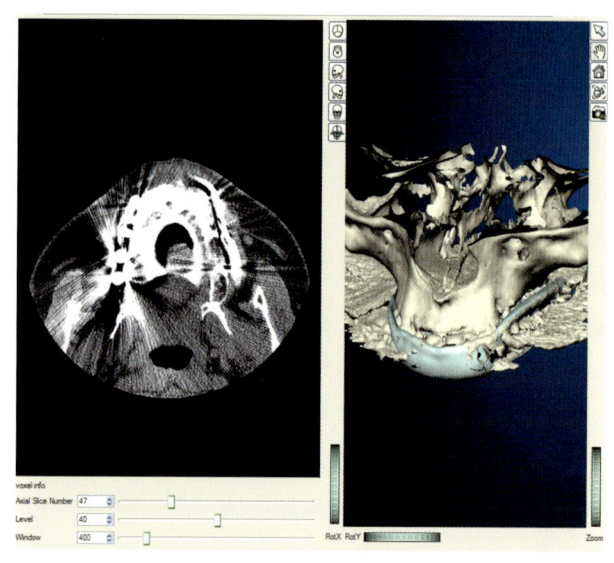

図7-5　金属修復物と放射線不透過性のガイドからの散乱で、歯槽堤の輪郭と歯の構造を見ることができなかった。

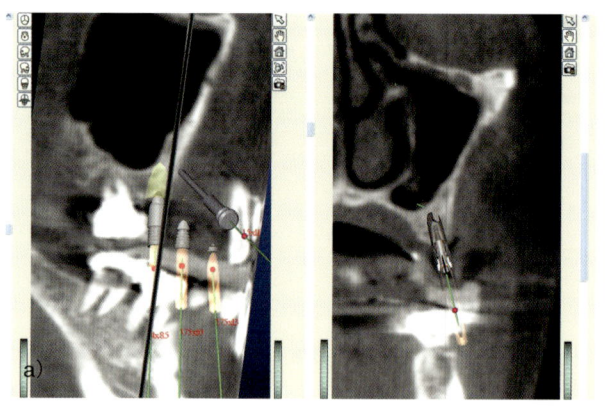

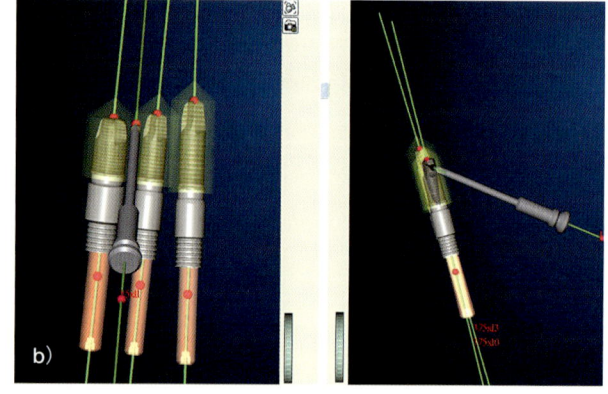

図7-6　(a)左図の「黄色の領域」は、インプラント体が歯槽堤部の頬側の表面から1.5mm以内にあることを示す。(b)インプラント体の間の黄色の領域が重なり合っていることは、2本のインプラント間は1.5mm以下しかないことを示す。

コンピュータ・ベースの治療計画

　初期のプロセラソフトウェア・プログラムでは、患者自身とラジオグラフィックガイド単独の2つのCTスキャンの間でX線不透過性マーカーを重ね合わせることができないと、DICOMファイルへの変換ができないという事態があった(図7-3)。マーカーは、近接する金属修復物からの散乱、マーカーと重複する歯根内のガッタパーチャ根充剤、CTスキャンの際に患者がラジオグラフィックガイドを装着していないなどの理由で、同定が困難なことがある(図7-4)。しかし、より新しいバージョンのソフトウェア・プログラム(プロセラソフトウェア2.0)では、患者のCTスキャンにラジオグラフィックガイド中の放射線不透過性マーカーをマッチングさせることや、患者スキャンのDICOMファイルへの変換が可能になった。しかし、ラジオグラフィックガイドが使用されない場合、患者スキャンの上に可視化した補綴物を重ね合わせることは不可能で、このように、インプラント埋入位置に関する治療計画の正確性が損なわれる。

　ラジオグラフィックガイドが不適切に設計された時、たとえばより正確な表面の凹凸を再現するため使用された軟性裏層剤などにより、散乱を生じる可能性がある。裏層剤はX線高密度材料を含むため、散乱効果を生じる

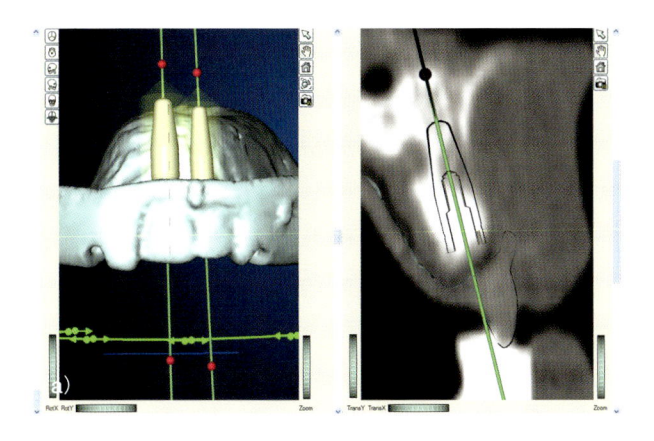

図7-7 (a)テーパー状インプラントの使用は、2本のインプラント間の先端3分の1により多くの骨量を残存させ、さらに、歯槽堤部の側面の皮質骨が不足している場合にもより多くの骨量を残存させられる。(b)テーパー状のインプラントでさえ、鼻腔下面の唇側に陥凹があると、インプラント体は唇側皮質骨から1.5mm以内となる。(c)テーパー状のインプラントは、切歯管と鼻腔下面の唇側の陥凹によって形成される狭い歯槽堤でも、インプラントの埋入ができるようになる。

可能性があり、これが生じた時は、スキャンの精度は低下し、骨構造の輪郭の可視化が困難となる(図7-5)。

問題は、「安全域」(図中の黄色で示された領域)から逸脱しても起こりうる(図7-6)。安全域とは、ソフトウェア・プログラム上でインプラント体、その他のガイドコンポーネントを囲む周囲1.5mmの領域である。臨床医はインプラント周囲の「安全域」により、インプラント間およびインプラントと歯槽部の頬舌側の皮質骨との間の骨量が、生物学的なオッセオインテグレーションを許容するのに十分かどうかを確認することができる。治療計画を立案する際、適正なインテグレーションを確立するためには、少なくともスレッドを被覆する1mm幅の骨と、インプラント-インプラント間の3mmの骨が重要であることを認識しなければならない。

他のコンポーネント周囲の「安全域」は、外科用テンプレート中にそれらのコンポーネントの正確な保持と安定を許容する十分なスペースを保証する。「安全域」は、外科医がフラップレス手術で快適にインプラントの埋入を施行できるよう、インプラントの位置を三次元的に診査することも可能である(図7-7)。

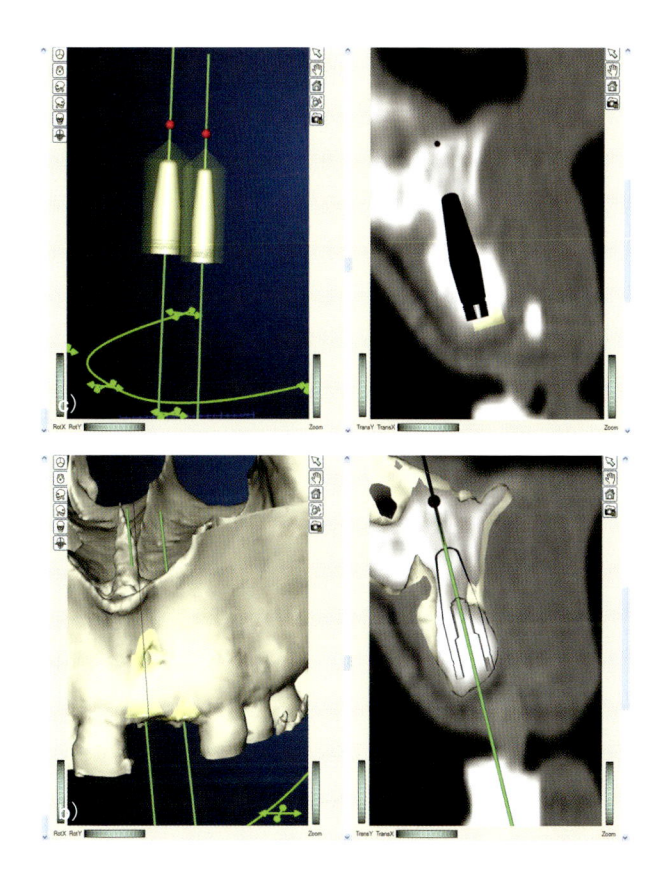

計画中に、歯槽堤からあまりにも深部や表在性にインプラントまたはコンポーネントを設置すると、外科用テンプレートの不適合を生じる原因となる。反対に、コンポーネントがあまりにも歯槽堤の先端に設置されると、骨内や粘膜組織への接触が不可能となり、テンプレートの正確な装着が妨げられる(図7-8)。もし、外科用テンプレートが適切な咬合高径で設置されず、粘膜に過剰な圧を加え装着されると、すべてのインプラントはより根尖部に埋入され、最終的な咬合高径は低位になる。逆に、骨量を不適切に評価した時は、粘膜組織の圧縮力が不十分で、インプラントが適当な深さにきちんと埋入されず、インプラントの垂直的な位置はより浅くなり、補綴物の高径があまりにも高くなるため、咬合力の過剰や早期接触に結びつく。

コンピュータ・ベースの診療計画で発生する可能性がある問題は、ソフトウェア・プログラムの特徴を使って、三次元的な予測から遂行された計画の確認を怠ることである。この特色は、インプラントの埋入位置およびすべてのコンポーネントの位置の確認が可能となる。三次元の確認は絶対に行わなくてはならない。二次元のCTス

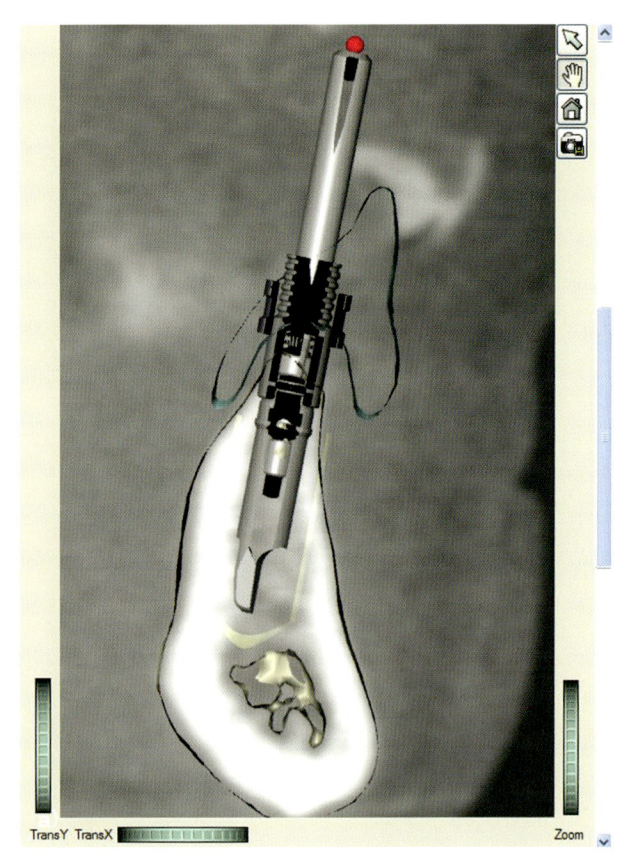

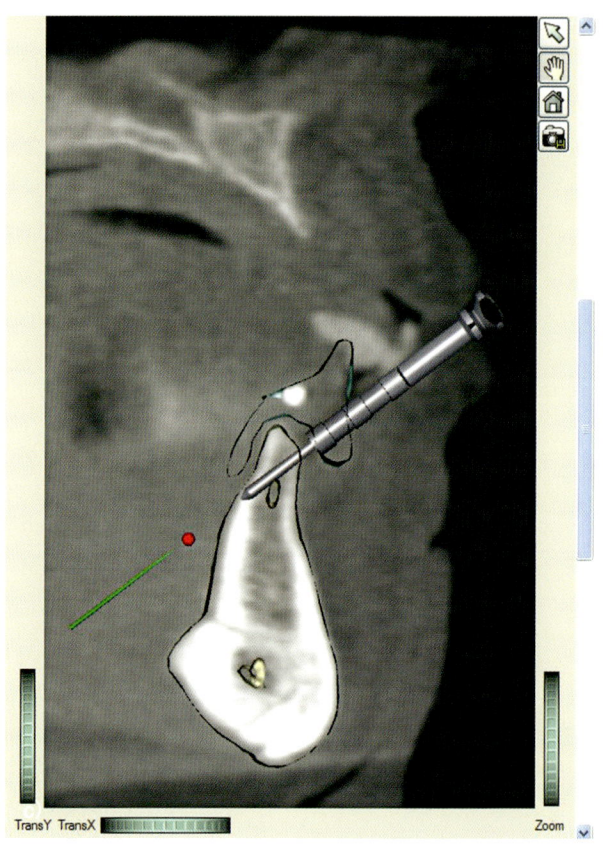

第7章　ノーベルガイド使用時の偶発症の回避

図7-8　(a)ガイドシリンダーをあまりにも下方に装着した例で、それは歯肉組織に影響を与える。ガイドシリンダーの下縁はラジオグラフィックガイドの彫刻表面の境界の外にあり、それはサージカルテンプレートでもガイドシリンダーと同じ位置となる結果になる。シリンダーがあまりに延長された状態では、テンプレートの完全で正確な装着ができない。(b)類似の状況は、水平アンカーピンの設置のために使われるガイドシリンダーでも起こりうる。ガイドシリンダーは、ラジオグラフィックガイドのアクリルフレームの範囲の中に配置しなければならない。

キャンを用い、インプラント埋入中にコンポーネントが近接していることを評価することは、特にインプラント先端部付近では不可能である。冠状面でインプラントが分離されているかどうかは、ラジオグラフィックガイドのポンティックでガイドされるため、容易に視覚化される。しかし、インプラントの先端の部分の相対的な位置は、インプラントの近・遠心、頰・口蓋／舌側傾斜で決定され、冠状面でインプラントが適切に分離されていたとしても、先端部では近接したインプラントの角度が収束しているため、接触している可能性がある。

外科処置中の偶発症

臼歯部へ外科的な処置をする時、特に下顎では患者の開口量の制限で治療が困難になる可能性がある。サージカルテンプレートの付加的な厚みとガイド・スリーブ(10mm)の長さのために、すべてのドリルは通常より10mm長く、臼歯部の手術を施行するとき、患者が切歯間で42mm以上の開口を必要とすることを意味する(図7-10)。

サージカルテンプレートの不適当な装着は、すべてのインプラントが不適切な位置となり、補綴物が咬合に影響を及ぼすのと同様の結果となる。外科医は、サージカルテンプレートを三次元的に適切な咬合高径に装着することが必須である(図7-11)。

ドリルとインプラントマウントをガイド・スリーブ上に不的確に装着すると、インプラント窩の形成不足となり、インプラントの垂直的な形成が不良となり(図7-12)、インプラントのヘッド部が歯槽堤より浅くなるか、歯槽堤の外形より外に位置することになり、補綴物の垂直的

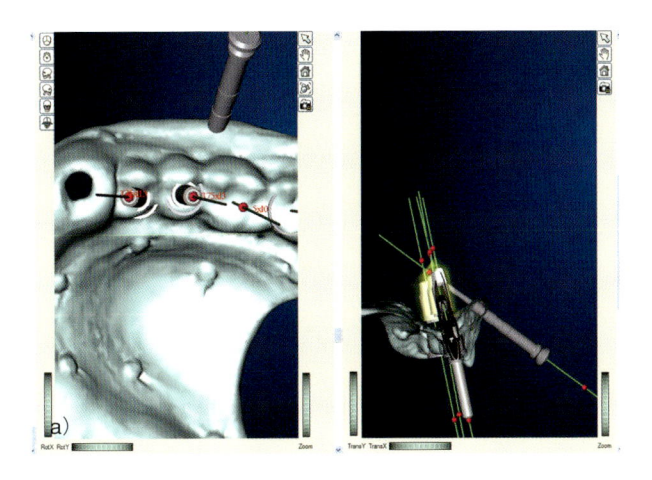

図7-9 (a)サージカルテンプレートは、インプラント体および咬合面上でシリンダー間の距離が十分あることを示している。(b)サージカルテンプレートの外形を消去すると、咬合面観でガイドシリンダーがそれぞれの間で十分な間隔を保っていることが明らかとなる。(c)同じものを反対側から見た図で、インプラント体の先端部が接触していることを示す。これは、計画段階で、骨とラジオグラフィックガイドの像を消去し、すべてのインプラント体の位置を三次元的に再確認することの必要性を強調する。

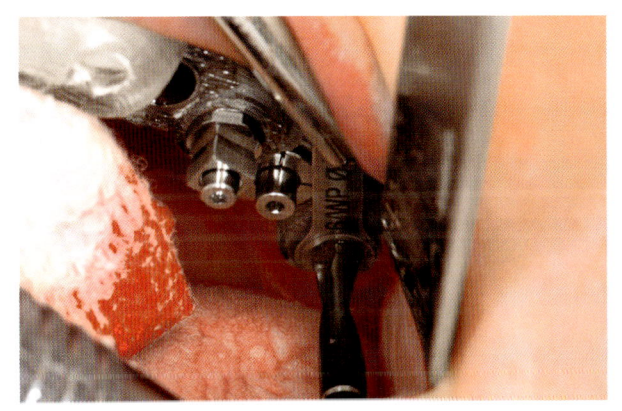

図7-10 臼歯部では、エクステンションドリルおよびその他のコンポーネントを使用することはきわめて難しい。

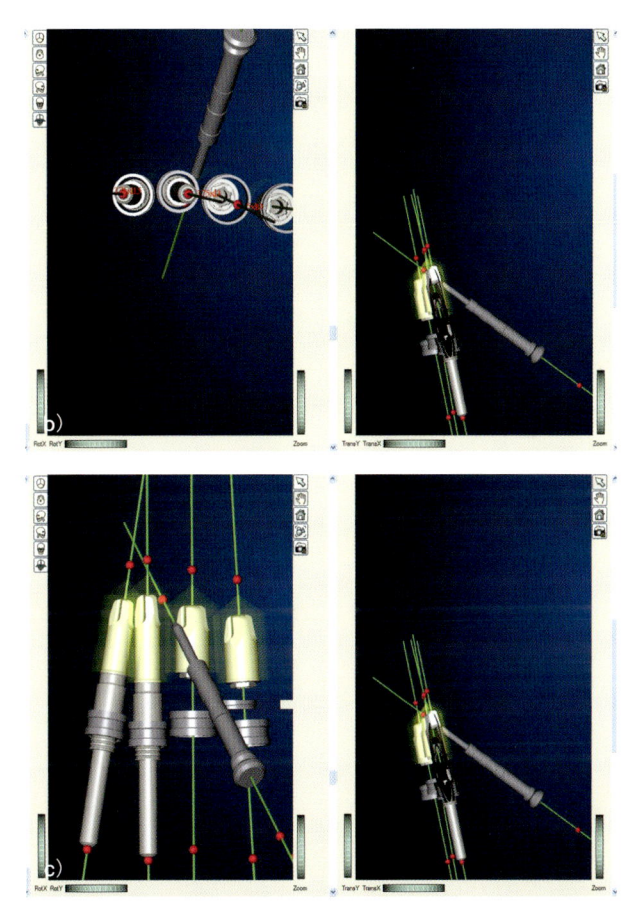

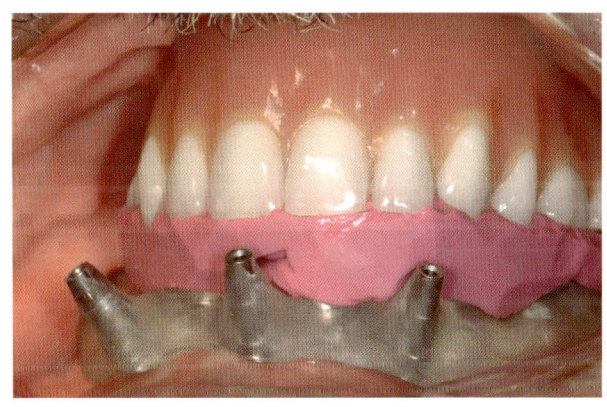

図7-11 サージカルテンプレートの装着は、特に適切な咬合高径を再確立する際、三次元的に正確でなければならない。対合歯列および補綴物とともにサージカルテンプレートを合わせるサージカルインデックスに注目。

な位置が不適当で、高位咬合となる。いずれの顎とも、歯槽堤部が著明に吸収している症例では、外科処置時にサージカルテンプレートを保持し、正確な位置を維持することは難しい（図7-13、7-14）。鼻腔底、上顎洞とともに重要な構造である下顎歯槽堤の舌側面も障害される危険が大きい（図7-14）。

フラップレス手術は、外科部位を明視化することがで

きず、歯槽堤の解剖学的な欠損を修正することは困難であり（図7-15）、特に前歯部では、しばしばナイフエッジ状の歯槽堤を呈し、補綴物の完全な装着を阻害する。薄い舌側もしくは口蓋側の皮質骨突起は残存させたまま骨面を調整したのち、補綴物もしくはガイディッドアバットメントを接触させる。

個々のインプラントをあまりに近接して埋入し、過剰

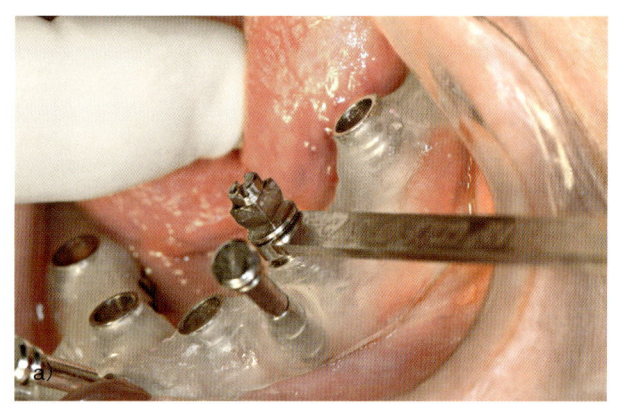

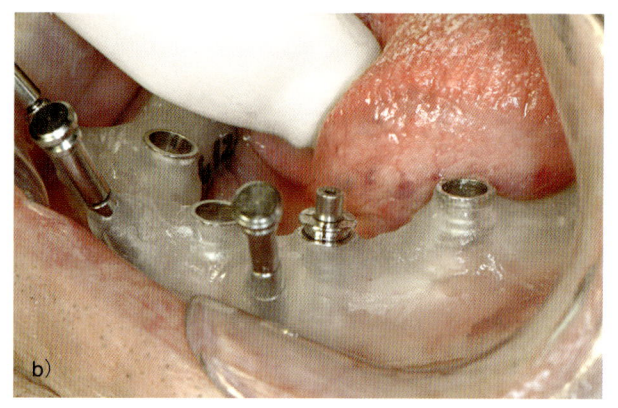

第7章　ノーベルガイド使用時の偶発症の回避

図7-12　(a)フィクスチャーマウント（インプラントキャリア）が完全に装着されていないことは、その部位の計測が適切に行われなかったか、インプラントが完全に埋入されていないことを示している。(b)インプラントが完全に埋入されず、インプラントと接するすべてのコンポーネントにも誤差が生じたため、テンプレート・アバットメントは、サージカルテンプレートのガイドシリンダーと接触していない。

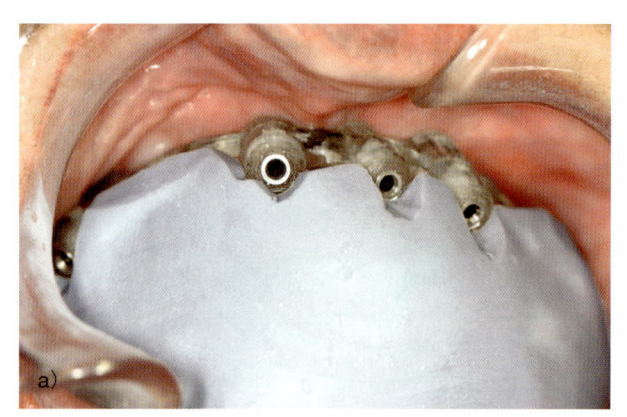

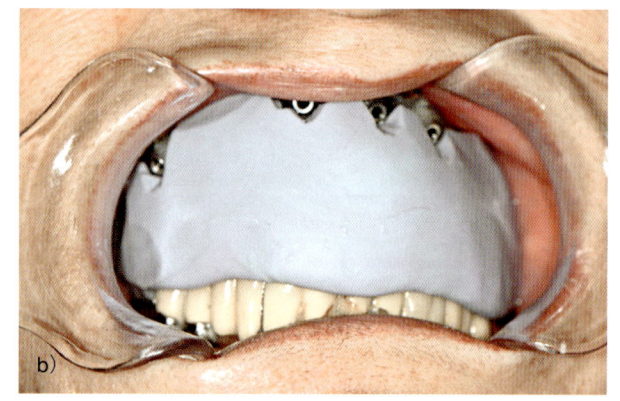

図7-13　(a)高度に吸収した上顎の歯槽堤。サージカルテンプレートの装着の不正確さに影響を及ぼす可能性がある、サージカルインデックスの厚みに注目。(b)垂直面の全景および対合歯の咬合に印記されたテンプレートの位置。

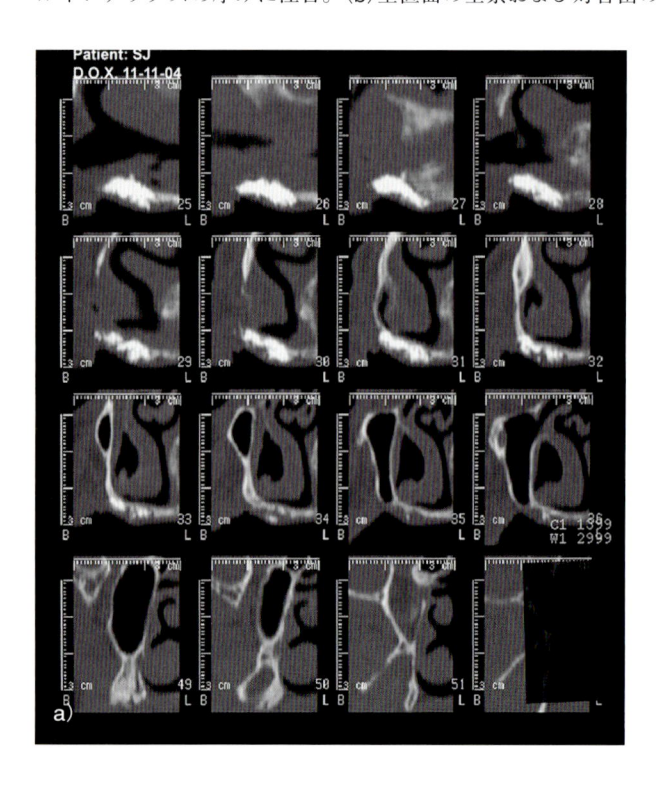

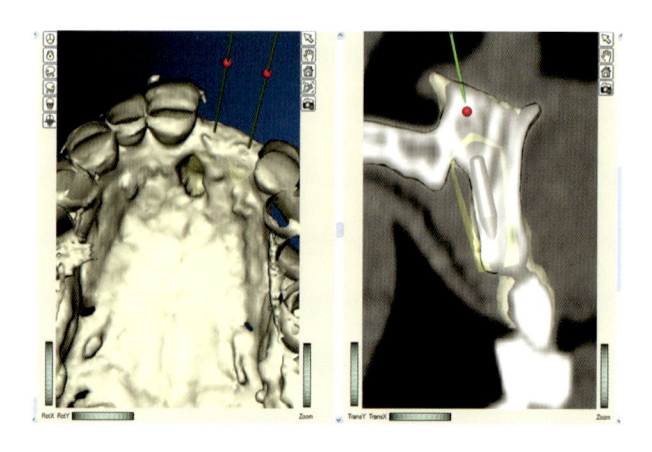

図7-14　(a)上顎のCT像は上顎骨の重度な吸収が、前歯部（切歯管を示す）から臼歯部（上顎洞腔と翼突粗面/翼状突起下の歯槽堤の吸収を示す）に及んだ。(b)上顎の咬合面観、歯槽堤に達している大きな切歯孔を示す。

外科処置中の偶発症

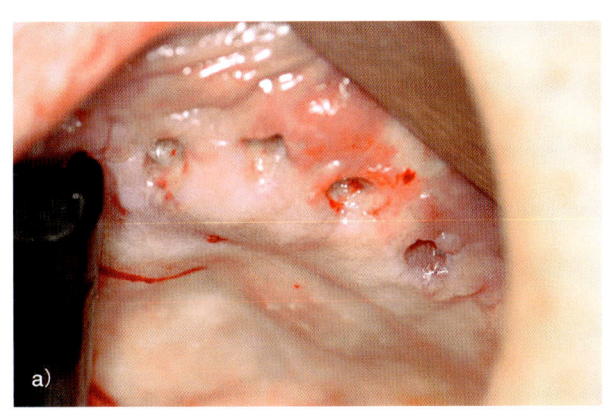

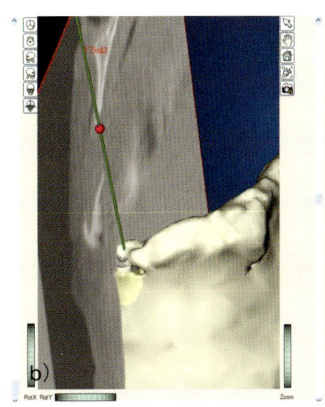

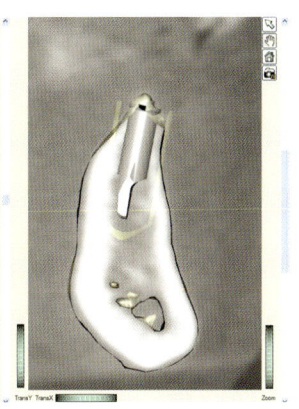

図7-15　(a)フラップレス手術では、歯槽堤の形態の不正や軟組織と接触しているかどうかを見ることができない。(b)高度に吸収したナイフエッジ状の歯槽堤は、舌側もしくは口蓋に非常に硬い皮質骨を持つであろう。この棚状の骨は、しばしば補綴物の完全な装着を妨げる。

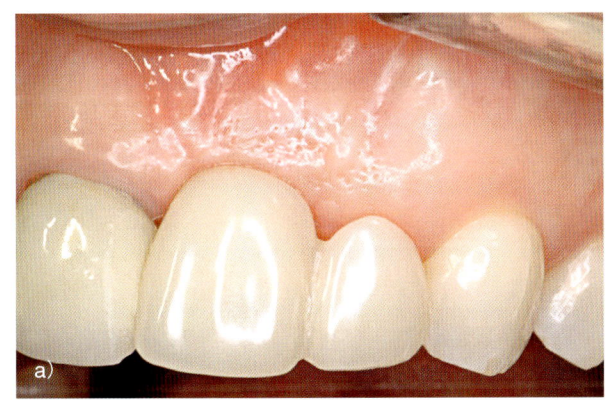

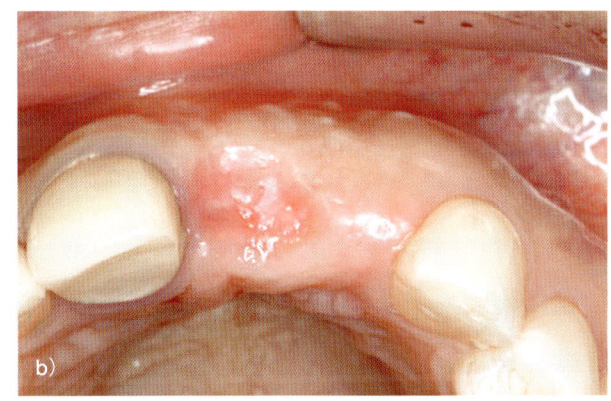

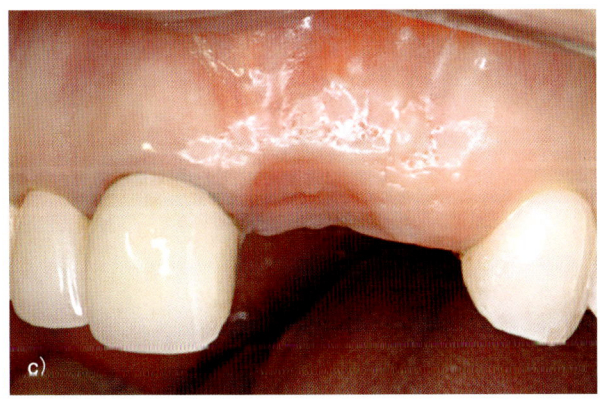

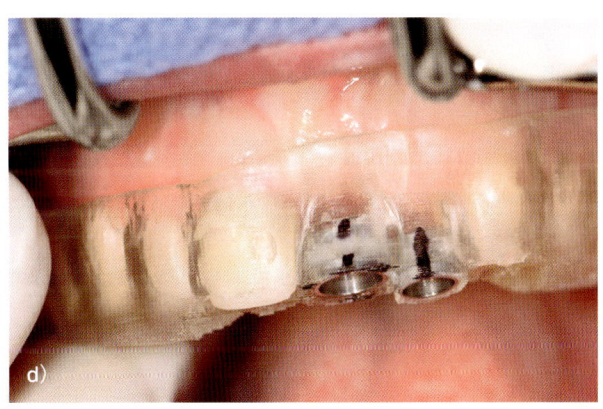

図7-16　(a)欠損した中切歯と側切歯に替わる暫間補綴物の術前所見。(b)無歯顎部の歯槽堤の形態と軟組織ボリュームを示すため、暫間修復物が除去された。(c)咬合面観では、適正な幅径と歯肉性状を示す。(d)低侵襲手術のための局部歯列サージカルテンプレート。

に幅の広いアバットメントを使用すると、隣接面間乳頭の消失に結びつく(図7-16)。これは、特に審美領域では無視できない。

　天然歯が無歯顎部に隣接すると、外科用テンプレートがあまりに薄くなるため、直接ドリルやインプラントの装着を保持するアクリル製ガイドシリンダーの厚みが不足する場合がある(図7-17)。外科用テンプレートのこれらの部位は、外科処置の間にテンプレートを装着する圧力により破折したり、ひびが入ったりする傾向がある。

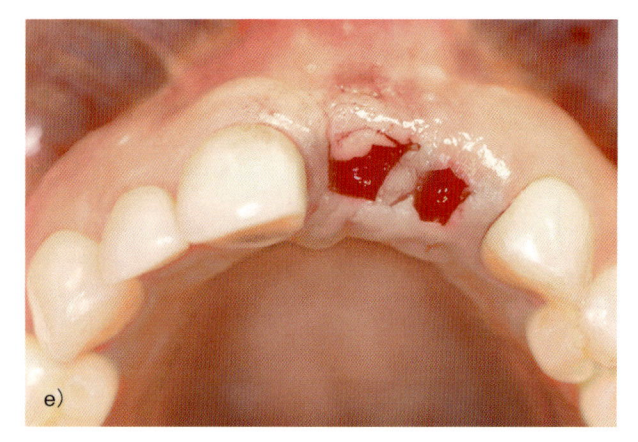

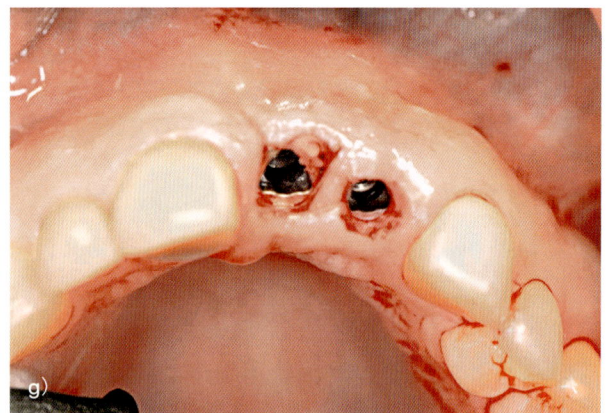

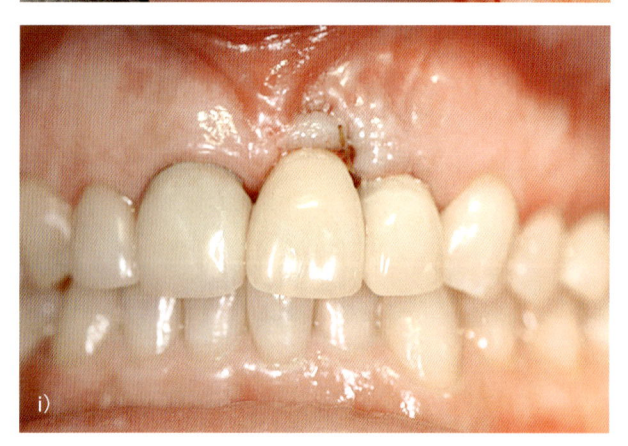

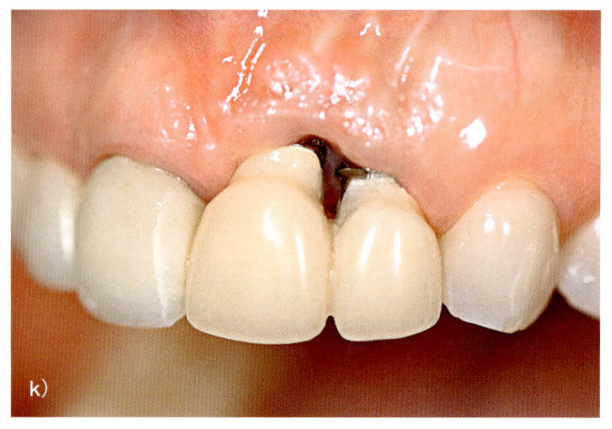

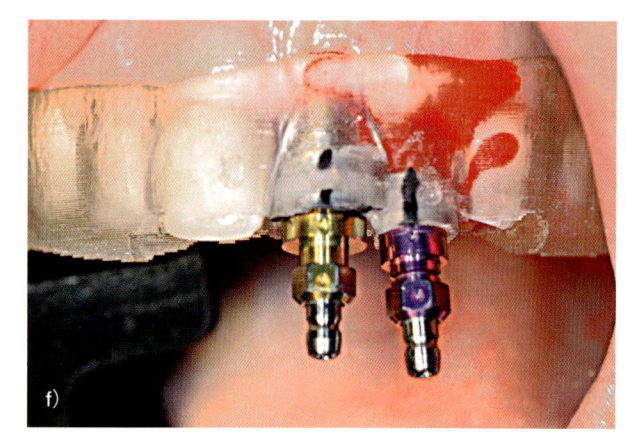

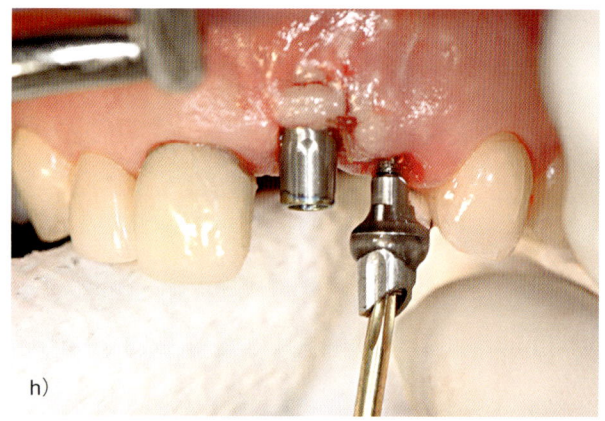

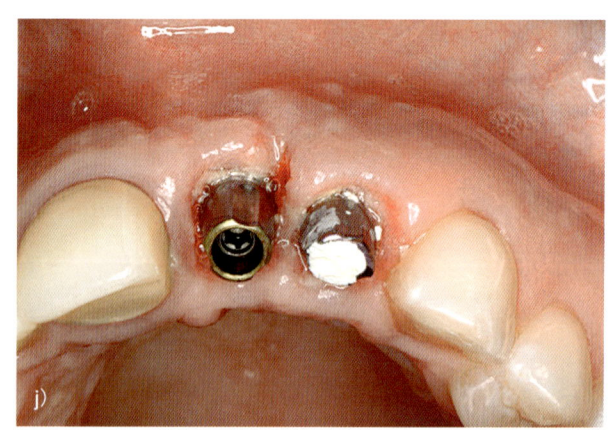

第7章　ノーベルガイド使用時の偶発症の回避

図7-16　(e)組織量を維持するために唇側面に小さなフラップが形成された中切歯部。側切歯部では、ティッシュパンチを用いた。(f)インプラントはガイディッドサージカルテクニックを用いて埋入された。(g)咬合面より見たインプラントの最終的な埋入位置。(h)ディフィニティブアバットメントの装着。歯肉縁下のアバットメント径が広いこと(特に側切歯)に注目。(i)プロビジョナルレストレーションの装着。(j)咬合面より見た補綴用アバットメントの狭い間隔。(k)低侵襲手術と即時機能後2週の状態。インプラント間の間隙が密で血液供給が欠乏したため、歯肉組織は退縮した。

110

補綴操作時の偶発症

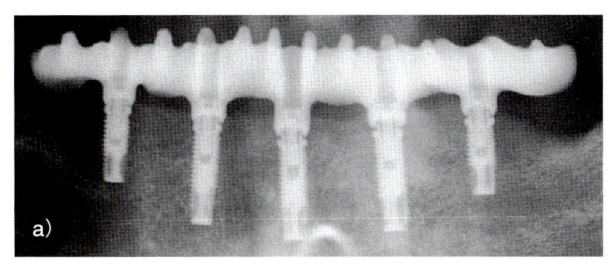

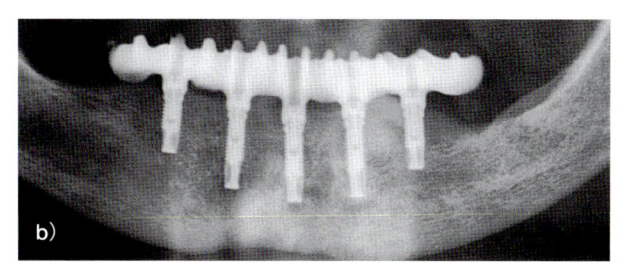

図7-17　(a)補綴物装着後のパノラマX線写真。下顎前歯部に見られたナイフエッジ状の隆起による、フレームワークの不完全な装着を示す。(b)ボーンミルを使い過剰な骨を削除したのち、補綴フレームは完全に装着された。

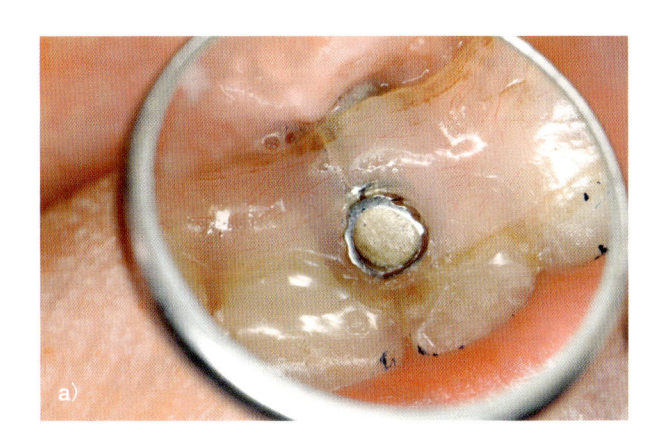

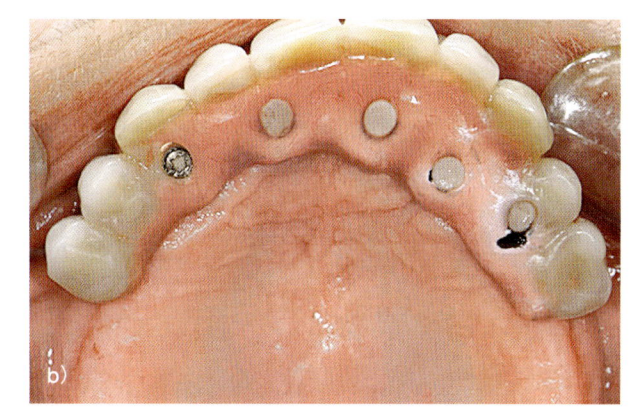

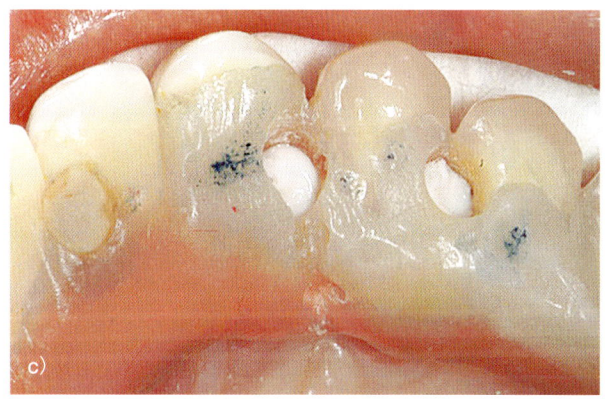

図7-18(a〜c)　アクセススリーブを通り、破折線がアクリルのフレーム内に広がっている。

補綴操作時の偶発症

　ガイディッドアバットメントスクリューの緩みは、結果として補綴物の緩みとなる。この偶発症は、補綴物のフレームワークをカーボンファイバーアクリルに強化して製作した時、より高い頻度で起こる（図7-18）。

　ブリッジタイプの補綴物の装着の不適合は、咬合不正に結びつき、これは、歯槽堤部の細い骨が完全に除去されていない時に起こる場合がある。この骨が残ることにより、ガイディッドアバットメントを完全に装着できないことから起こる（図7-19）。

アクリル製の義歯床や人工歯の破折という問題が発生することもあり、これもまた、すべてアクリルフレームワークが使われたとき、高い頻度で起こる（図7-20）。

　最後に、歯肉増殖という粘膜反応は、口腔清掃不良と関係していたことが示されている（図7-21）。これは特に、無歯顎部の歯槽堤部を完全な固定性の補綴物で被覆し、患者が清掃器具でその部位にアクセスするのが困難な場合に生じる。したがって、患者に補綴処置が始まる前に、確実に口腔衛生の必要性と重要性を認識してもらうことが重要である。

111

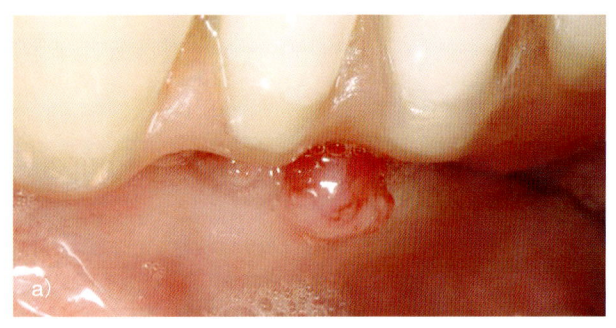

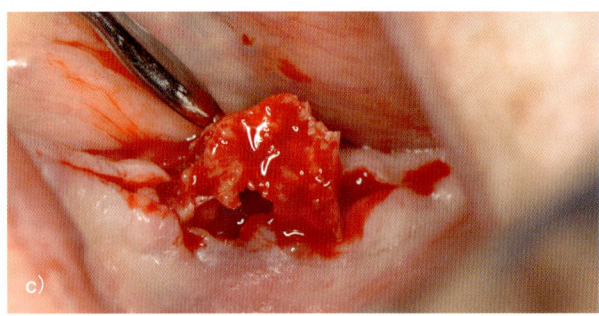

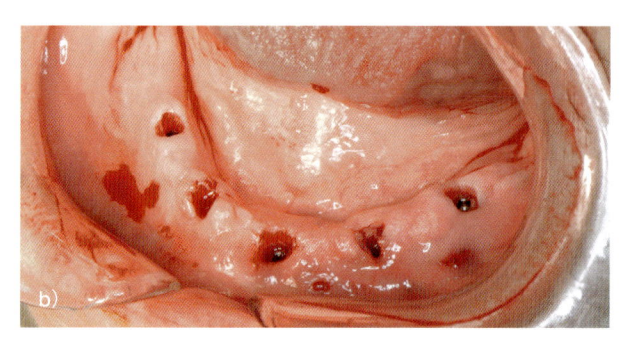

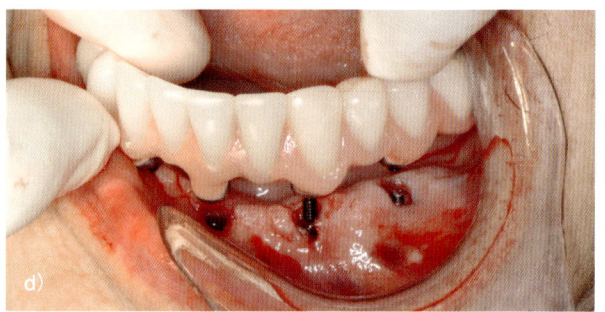

第 7 章　ノーベルガイド使用時の偶発症の回避

図7-19　(a)フラップレス手術は、舌側の歯槽堤が薄い時に典型的に見られる過剰な骨に、簡単にアクセスすることができない。(b)小さなフラップを製作し余剰骨を露出させると、簡単に除去でき、接触の軽減が可能となる。(c、d)補綴フレームは、現在、容易に適正な位置に装着される。

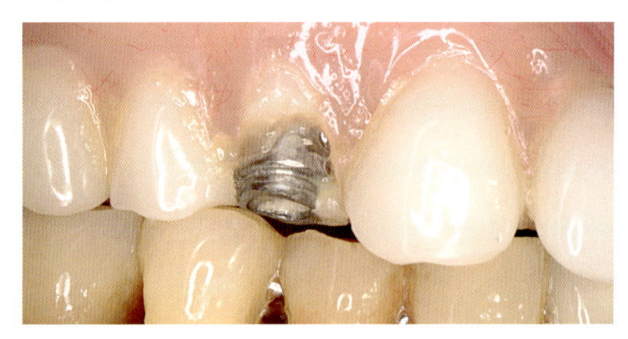

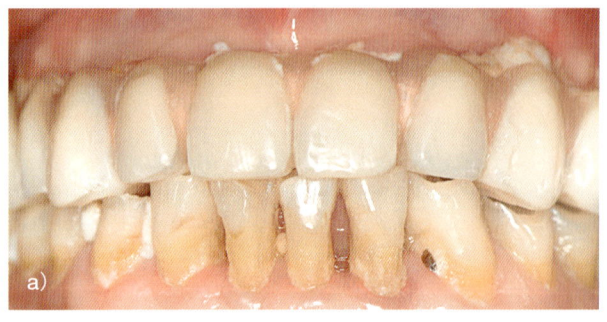

図7-20　補綴物のアクリルのフレームからの人工歯の剥離。

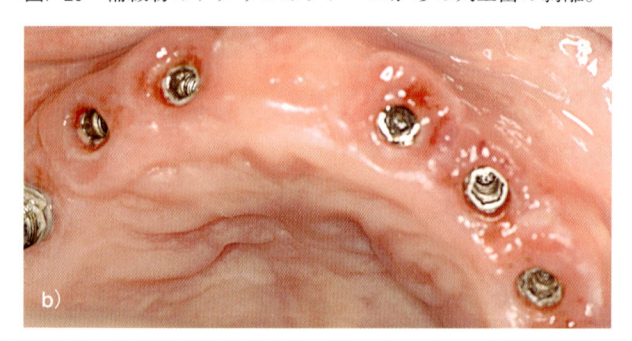

図7-21　(a)口腔衛生不良は、炎症性反応と歯肉増殖につながる。(b)固定性の補綴物を除去すると、特にインプラント頸部周囲に炎症を起こした粘膜がみられる。これが持続すれば、炎症性反応は骨吸収につながる。

結論

　ノーベルガイドテクニックに関連する偶発症の実例をここに挙げたが、これらは臨床医が正しく処置を行うことで回避可能である。それらの偶発症は、プロセラソフトウェア・プログラムでCTスキャンを適切に評価し、最適な治療計画を立てることにより、回避もしくは管理できる。臨床医は、多くの偶発症が、インプラントの即時機能と即時荷重のすべての治療段階で発生し、適切な予防策と注意を払うことにより防止可能であることを認識すべきである。

第8章

結論
Conclusion

Peter K Moy, Patrick Palacci, Ingvar Ericsson

訳／櫻田雅彦

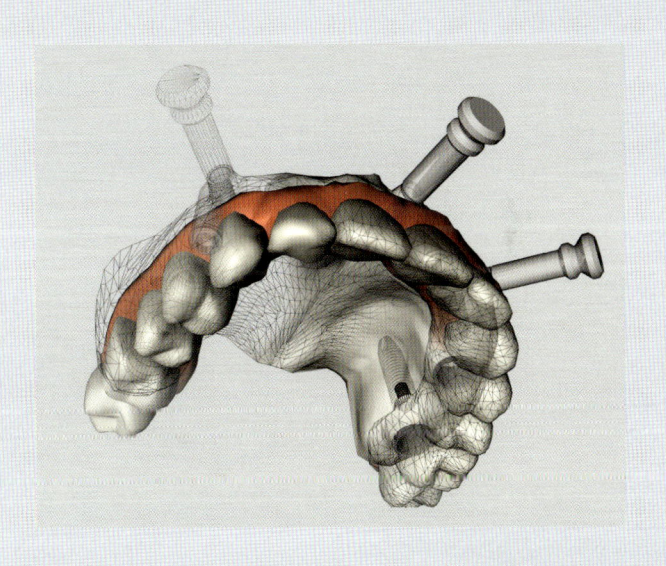

第8章　結論

　何十年もの間、精密検査や治療計画のための限られた診断器具を用いて、臨床医はインプラント埋入を成功させてきた。以前から使用されてきた二次元の放射線医学とは、パノラマX線や側方セファロ規格撮影を意味する。近年、ソフトウェア・プログラムの使用により、医療用スキャナーで撮影されるコンピュータ断層画像（CT）は、スキャン後のデータを再フォーマットし、より精密な三次元画像を提供し再現できるようになった。これらの高度なX線画像分析を使用したのにもかかわらず、インプラントの適切な埋入位置および最終的な位置決定の判断は、臨床医の技術や経験に依存されてきた。

　しかしながら、さらにコンピュータソフトウェア・プログラムの開発、改良が進んだことにより、このデジタル情報は、患者の骨構造の分析、下歯槽神経、硬・軟組織欠損などの重要な組織位置をより包括的に理解および認識することが可能になった。解剖学上重要な位置を高度に認識することにより、臨床医は組織の不足部位を避けることができ、何より欠損部の造成および補正を行う外科手術を患者に提言することができる。

　インプラント治療の成功と予知性は、今後も進歩し続け、診断器具がさらに進化すれば、骨量および骨密度が提供され、インプラント治療成功率を99％へ導き、即時荷重できる顕著な可能性を提供してくれるだろう。

　この分野での改善がなされれば、臨床医がCT撮影で得られた情報を抽出し、特別に製作された外科用のテンプレートを使用し、将来的な補綴物に調和したインプラントの埋入位置を決定できる、ノーベルガイドの根源のコンセプトが可能になる。

　インプラント-インプラント間、ならびにインプラント-天然歯間の距離を最適の状態にすることにより、十分な血液供給を維持し、アバットメントや修復物の形態によるインプラント周囲組織への過剰な圧迫を避け、また、口腔衛生が容易に行えるようにしなければならない。ガイディッドサージェリーのコンセプトは、臨床医にさまざまな利点があるように思われるが、治療を成功させるためには、やはり臨床医の経験と技術が必要となる。

外科的判断や術中、術後の適切な管理は、偶発症および否定的な結果を避けるためには不可欠である。術中に偶発症に直面した際、低侵襲手術またはフラップレス手術で起こりうるさまざまな問題を管理するため、臨床医は過去の経験に基づいてオープンフラップ手術で対処しなくてはならない。近年の技術およびコンセプトは、歯科インプラント治療の成功ならびに予知性の向上に役立つが、これらは臨床医の外科的、補綴的な技術や洞察力に成り代わるものではない。

　ノーベルガイドのコンセプトは、外科手術前に補綴物の製作を可能にする情報を提供してくれる。サージカルテンプレートを製作することにより、最終補綴物により決められた事前に計画された適切な位置にインプラントが埋入できるよう外科医をガイドしてくれる。さまざまな用途に使用されるノーベルガイドは、次の技術および目的に使用される。

・最終補綴物の必要条件の基づいたインプラント埋入位置をガイド。
・骨密度を測定し、インプラント埋入前または埋入時に該当部位に対して、骨移植や骨造成が必要なのか診断。
・どのような欠損状態においても、外科的ツール（サージカルテンプレート）を提供し、基本的または高度な臨床ケース対して、低侵襲性フラップ手術でのインプラント埋入を補助。
・最終的なインプラントの埋入位置を歯科技工士に指示し、実際の外科処置前にそのフレームおよび補綴物の製作が可能。
・インプラント埋入後のプロビジョナルレストレーション（暫間補綴物）での修復、または最終補綴物を含めた外科的かつ補綴処置の適合。

　現在も臨床的に応用・開発は進められているが、今後はますますその応用が幅広くなる。それにはコンピュータソフトウェア・プログラム、外科器具、歯科材料のさらなる発展および継続した技術改良が関係するだろう。将来、患者がインプラント治療に求めることは、即時荷重および即時の審美回復であることは確実であろう。

索引

C
CAD/CAM ……………………………………… *28*
CT ……………………………… *28、34、88、90*

D
DICOMファイル ……………………… *54、104*

H
Hounsfield値 …………………………………… *38*

I
ID ………………………………………… *35、46*
ITIインプラント ……………………………… *13*

O
ontogenesis …………………………………… *14*

P
PFM …………………………… *38、40、41*

T
Teeth-in-an-Hour™ ……… *45、48、57、93、95、96*
TiUnite™インプラント ……………… *16、17、25*
TiUnite™表面 ……………………………… *17、93*

あ
アストラテックインプラント ……………………… *13*
アバットメントスクリュー ………………… *92、111*
アマルガム充填 ……………………………… *38*
アンカーピン ……………………… *38、50、89*
　　配置 ……………………………… *38、95*
「安全域」からの逸脱 ………………………… *105*

い
移植手術 ……………………………………… *45*

1回法手術
　　早期荷重 ………………………… *14、15*
　　即時荷重 ………………………… *15〜18*
　　遅延荷重 ………………………… *12、13*
インスペクション・ウインドウ ……………………… *90*
インフォームドコンセント ……………………… *88*
インプラント治療の成功のための必要条件
　　……………………………… *25、26、45*
インプラント表面 ……………………………… *17*
インプラントマウント ……………………… *51、52*

う
ウィルソンの湾曲 …………………………… *90*

お
オッセオインテグレーション
　　概念 …………………………………… *16*
　　必要な条件 ……………………………… *14*

か
ガイディッドアバットメント …………………… *53*
顎堤の矯正的挺出 …………………………… *72*
仮骨延長 ……………………………………… *72*
下歯槽管 ………………………………… *38、39*
下歯槽神経 ………………………………… *102*
荷重の原理 ………………………………… *11〜18*
仮想プランニング …………………………… *18*
ガッタパーチャマーカー …………… *35、36、73、89*
患者情報の入力と編集 ……………………… *35*

き
凝血形成 ……………………………………… *25*
頬側組織 ……………………………………… *66*

く
偶発症 ……………………………………… *101〜112*

索引

　　外科処置中の……………………………106、107
　　コンピュータ・ベースの治療計画の際の
　　………………………………………104〜106
　　補綴操作時の ……………………………111
　　防止 ………………………………102、112
　　モデル・ベースの治療計画の際の ……103
クランプ ……………………………………………70
クロルヘキシジン溶液 ……………………………92

け

傾斜埋入インプラント ……………………………56
ケース・ドキュメンテーション …………………88
結合組織移植 ………………………………………73

こ

口腔衛生 ………………………………13、88、111
咬合 …………………………29、67、80、90、95
鼓形空隙 ………………………………54、63、67
骨移植 …………………………………68、72、80
骨吸収
　　進行 …………………………………38、43、95
骨質／骨密度 ………………………………………38
骨の治癒 ……………………………………………88
コミュニケーション ………………………45、88
コンピュータ・ベースの(治療)計画
　　サージカルテンプレート ……………27、28
　　偶発症 ……………………………104〜106
　　ステップ ……………………………………34
コンピュータ・ベースの操作手順 ………34〜46

さ

サージカルインデックス …………………48、49
サージカルガイド ………………………46、73、80
サージカルテンプレート
　　インスペクション・ウィンドウ …………55
　　確認 …………………………………………46

　　コンピュータ・ベースの計画 …………27〜30
　　製作 ………………………………24、26〜30
　　段階 …………………………………………45
　　モデル・ベースの計画 ……………………27
ザイゴマインプラント ……………………56、57
　　ノーベルガイド ……………………57、58
　　標準的なプロトコール ……………………57
最小限のフラップ手術 ……………………………55
サイナスグラフト …………………………………56
サイナスリフト ……………………………68、80
残根抜歯 ……………………………………77、88
散乱 ………………………………………………104
散乱線 …………………………………………36、54

し

歯間乳頭
　　吸収／消失 …………………………65、109
　　再生 …………………………………68、82〜85
軸面スライス画像 …………………………………35
歯槽堤
　　欠損 …………………………………………107
　　骨除去 ………………………………………111
歯槽堤吸収 ……………………65、67、68、107、108
歯肉増殖 ……………………………………………111
手術計画 …………………………………………33〜46
　　コンピュータ・ベースサージェリー ……34
手術情報用紙 ………………………………………48
上顎前歯欠損の分類 ……………………………65〜67
上顎洞 ……………………………………………103
唇(頬)側の床縁 ………………………63、67、68
診断用ワックスアップ ……………………………89
審美的配慮 ………………………………………61〜86
　　一般的原則 …………………………………62
　　欠損状況による治療オプション ………68〜70
　　上顎前歯欠損の分類 ……………………65〜67
症例報告 …………………………………………72〜85

116

索引

　　治療計画 …………………………………… 67、68
　　部分欠損患者 ……………………………… 64、65
　　無歯顎患者 ………………………… 62〜64、68、69

す

垂直的吸収 …………………………………………… 65
水平的吸収 ……………………………………… 66、67
スタートドリル ……………………………………… 50
スピーの湾曲 ………………………………………… 90

せ

石膏模型 ………………………………………… 27、46、89

そ

側方での早期接触 …………………………………… 55

た

ダブルスキャンテクニック ………………………… 35

つ

ツイストドリル ………………………………… 49、50

て

ティッシュパンチ ……………………………… 53、67
テンプレートアバットメント ……………………… 52

な

軟組織の手法 …………………………………… 82〜85

に

2回法手術・遅延荷重 ……………………………… 12
二次元の放射線医学 ………………………………… 114

ね

粘膜反応 ……………………………………………… 111

の

ノーベルガイド
　　インプラント治療成功のための必要条件
　　　　…………………………………… 25、26、45
　　オープンシステム ………………………………… 45
　　コンセプト …………………………………… 22〜31
　　ザイゴマインプラントと ……………………… 57、58
　　特例における精密性 ………………………… 72〜76
　　軟組織の手法 ………………………………… 82〜85
　　背景 …………………………………………… 22〜24
　　抜歯とインプラント埋入 …………………… 77〜81
　　付加的考察 ……………………………………… 29、30
　　補綴的な考察 ……………………………………… 45
　　目的 ……………………………………………… 114
　　利点 ………………………………………… 26、27、31
ノーベルガイド補綴 …………………………… 87〜99
　　経過観察 ………………………………………… 92
　　術後ケア ………………………………………… 92
　　準備 ……………………………………………… 88
　　症例供覧 …………………………………… 93〜99
　　ソリューション ……………………………… 90〜92
　　治療に際しての一般的事項 …………………… 88
ノーベルガイドサージェリー ………………… 48〜55
　　外科手技 ………………………………………… 18、19
　　術後患者指導 …………………………………… 55
　　部分欠損患者 ………………………………… 54、55
　　無歯顎患者 …………………………………… 50〜54
ノーベルリプレイスのテーパードインプラント ……… 41
ノルディック・ブリッジ …………………………… 95

は

バイトインデックス ……………………………… 88、90
抜歯とインプラント埋入 ……………………… 77〜81
パノラマX線 ………………………… 41、45、58、93、96

117

索引

ひ
微少動揺……………………………………………14

ふ
プラーク蓄積………………………………………13
ブラキシズム………………………………………92
フラップ形成………………………………………43
フラビーガムの除去………………………………45
プレート安定化のためのインプラント……50、51
ブローネマルクMkⅢインプラント ……………93
ブローネマルクシステムのプロトコール……12、16、95
ブローネマルク・ノバム…………………………16
　　症例報告…………………………………96、98
プロセラインプラントブリッジ……34、57、64、67、90
プロセラクラウン…………………………………90
プロセラソフトウェア………………………29、34
　　外科手術の計画……………………………37、45
　　サージカルテンプレート……………………46
　　サージカルテンプレートの製作……………45
　　ザイゴマインプラントの位置………………57
　　三次元ビューア………………………………37
　　三次元変換処置………………………………35
　　症例検討…………………………………40〜45
　　スライスビューア……………………………47
　　相互のコミュニケーション…………………45
　　治療計画データのCADシステムへの取り込み …45
　　バーチャルサージェリー…………………37〜39
　　必要な器材の確認……………………………46

へ
ペリオトーム………………………………………88

ほ
補綴
　　装着……………………………………………53
　　適合……………………………………………29

ま
マキシスニューテクニック………………………16
マルチユニットアバットメント………73、75、80、95

も
モデル・ベースの(治療)計画
　　サージカルテンプレート………………27、28
　　偶発症………………………………………103
モンソンプレーン…………………………………90

よ
翼状突起へのインプラント埋入…………………56

ら
ラジオグラフィック・インデックス……………90
ラジオグラフィックガイド……………35、54、88〜91
　　一般的な設計条件……………………………89
　　インスペクションウィンドウ………………89
　　基準ポイント…………………………………89
　　準備と製作……………………………………89
　　設計……………………………………………89
　　問題………………………………………104〜106

り
リップサポート………………………………62、67
リプレイスセレクトインプラント………………16

インプラント歯科学における即時機能と審美

2009年10月10日　第1版第1刷発行

編　　者	Peter K Moy／Patrick Palacci／Ingvar Ericsson
監 訳 者	菅井敏郎 すがい　としろう
発 行 人	佐々木一高
発 行 所	クインテッセンス出版株式会社 東京都文京区本郷3丁目2番6号　〒113-0033 クイントハウスビル　電話　(03)5842-2270(代表) 　　　　　　　　　　　　　(03)5842-2272(営業部) 　　　　　　　　　　　　　(03)5842-2276(編集部) web page address　　http://www.quint-j.co.jp/
印刷・製本	大日本印刷株式会社

Ⓒ2009　クインテッセンス出版株式会社
Printed in Japan

定価は表紙に表示してあります

禁無断転載・複写
落丁本・乱丁本はお取り替えします
ISBN978-4-7812-0102-3 C3047